# 患者の心に寄り添う聞き方・話し方

## ケアに生かすコミュニケーション

著／太湯好子（岡山県立大学名誉教授, 吉備国際大学特任教授）

communication

メヂカルフレンド社

# まえがき

　4年前に母が脳梗塞で倒れ，入院している。今は自分では寝返りさえもできず，食べることも話すこともできない。この母が，言葉にならない言葉で「看護って何」，「今の看護であなたは良いと考えているの」，「私をちゃんと見て」，「一人ひとりが大切になる看護ってね」と語りかけてくる。母の目をとおして見るまでもなく，看護の現状は，決して十分とは言い難い。同じ看護職として，その姿に直面するたびに哀しさがこみ上げてくる。"患者一人ひとりを大切に"と言われながらも，医療の場は相変わらず医療者中心に動いている。そんななかで，患者は「運ばれたり，連れて行かれたり，させられたりする」。まるで物のように。そして，寒くても，暑くても，痛くても，技術がまずくても，言葉にすることもできずに我慢している。どうしたら，このような現状が打破できるのであろうか。その処方箋は看護職一人ひとりのなかにあるように私には思える。そして，その始まりは，言葉のもつ力に出会い，言葉の大切さを知り，コミュニケーションの重要さに気づくことに，あるような気がしてならない。

　かつて「優しい人になるためにはどうしたらよいのでしょうか」と尋ねたとき，私のカウンセリングの師である岩下榮次先生は「優しい言葉を使いましょう」と応えられた。優しい人がいるのではない。優しいと感じる人がいるというのである。看護職が優しい言葉を使うことで"優しい看護婦さん"と感じてくれる人がいるのである。「The way to do is to be」，まさに看護職の「to be」が問われているのである。

　私がコミュニケーションに興味を抱き，カウンセリングを学ぶ機会を得たのは20代の頃であった。以来，カウンセリングを看護の場で活用したり，カウンセリングマインドをもって看護を実践することの大切さを実感しながらも，自分の未熟さからそれを言葉で伝えることに限界を感じてきた。しかし，その後もカウンセリングを自分の課題として追い続けてきたからであろうか，カウンセリングとの最初の出会いから20余年を経た今，再びカウンセリングとの新たな出会いを体験し，言葉の大切さ，つまり言葉のもつ力や言葉のいのちと出会わせてもらって

*i*

## まえがき

いる。

　たとえば，先日のカウンセリングの研修会でもこんな気づきを体験した。何気なく使った「良かったですね（嬉しかったですね）」の言葉のなかにある筆者の傲慢さへの気づきである。こちらの思いを押しつけているだけでなく，押しつけていることにさえ気づかずにいる自分を見たのである。看護職が日常的に用いている「心配ありません」，「大丈夫ですよ」，「気にしなくていいですよ」などの言葉のなかに込められている医療職としての尊大さ。知らず知らずに看護職を無神経な人間にしていくことの怖さ。これらのことが今さらのように気がかりになってきたのである。そして，こんな姿勢では，私の願う「優しい人」になることは望むべくもない。

　このように書くと現在の看護の場には，素晴らしい看護職がいないと言っているようにとられるかもしれない。しかし私は決してそのようなことを言っているのではない。むしろ，日夜努力し，素晴らしい看護を実践している方々の存在を伝えそのあり方を広げていきたいのである。そして，看護職の素晴らしさを鼓舞したいのである。

　前書の「ナースと患者のコミュニケーション―豊かな看護をするために-」の刊行から6年が経過した。この間，医療環境は大きく変化したが，コミュニケーションは一層その大切さを増したように思える。そんな事情から，改訂版をまとめるにあたっては，前書に増して，いかに患者に寄り添うコミュニケーションを実践するかについてまとめることに意を注いだ。M.メイヤロフは「一人の人格をケアするとは，最も深い意味で，その人の成長すること，自己実現することを助けることである。」と述べている。看護も一人の人格をケアする職業である。コミュニケーションを通して患者の成長に関わると同時に，看護職自身も成長していきたいものである。本書が読者の皆様のお役にたてることを願っている。

　最後に本書をまとめるにあたり，多くの示唆と力を与えてくださったメヂカルフレンド社の編集部の方々に心から感謝申しあげる。

平成14年2月早春
太湯好子

# 目 次

## 序　章　コミュニケーションは看護の基本　1
1. コミュニケーションのもつ意味 ── 3
2. 患者の期待するナースとのコミュニケーション ── 7

## 第Ⅰ章　コミュニケーションの基本　11
1. コミュニケーションの構造 ── 13
2. コミュニケーションの手段 ── 15
3. コミュニケーションにおけるストロークの働き ── 16
   1) ストロークのもつ意味・16
   2) 陽性のストローク・陰性のストローク・19
4. 本来のコミュニケーションのあり方 ── 22
   1) 対等の人間として向かい合う必要性・22
   2) 人間の尊厳を大切にする姿勢・23
5. 良好なコミュニケーションの阻害要因 ── 26
   1) 自己の考えへの固執・26
   2) 言葉への認識のずれ・28
   3) 自分の基準への固執──「私が」の世界・30
   4) 患者という立場への理解不足・33

## 第Ⅱ章　患者理解のためのコミュニケーション　39
1. 医療の場のコミュニケーション ── 41
2. ナースに求められる態度 ── 44
   1) 患者が求めていることへの理解・44
      A 患者の気持ちに寄り添う難しさ　44
      B 存在を認めてもらおうとする欲求への配慮　47
      C 患者の心を動かすには　48
      D 患者の話からみえてくるもの　50
   2) 患者に接する際の心構え・52
      A 言葉づかいへの配慮　52

目 次

   B サービス業としての自覚をもった姿勢　*53*
   C 面談に際しての留意事項　*55*
   D あすはの心　*58*
 **3** 上手な言葉のかけ方 ─────────────────── 61

## 第Ⅲ章　コミュニケーション技法を育てる　*65*

 **1** 自己啓発の方法を知る ─────────────────── 67
  1) 自分の今を知る・*67*
  2) "わからない"という現実を知る・*69*
  3) 自分をみがくプロセスを知る・*71*
   A 考え方を変える　*71*
   B 自己イメージを変える　*78*
   C 心構えを変える　*79*
 **2** 態度のあり方を知る ─────────────────── 88
  1) 評価的態度 evaluative attitude・*89*
  2) 解釈的態度 interpretive attitude・*90*
  3) 調査的態度 probing attitude・*91*
  4) 支持的態度 supportive attitude・*92*
  5) 理解的態度 understanding attitude・*92*
  6) 逃避的態度 avoiding attitude・*94*
 **3** 質問の仕方を知る ──────────────────── 95
  1) 直接的質問法 closed question・*95*
  2) 自由質問法 open-ended question・*96*
  3) 中立的質問法 neutral question・*96*
  4) 重点的質問法 focused question・*97*
  5) 多項目質問法 multiple question・*97*
 **4** 質問の受け方を知る ─────────────────── 98
 **5** 訴えの受け止め方を知る ───────────────── 99
  1) 受容と尊重の態度・*101*
  2) 共感的理解・*102*
  3) 真実性と純粋さ・*102*
 **6** "沈黙"の意味を知る ─────────────────── 104

**7 援助内容の階層を知る** ———————————————————— *106*

# 第IV章　看護に生かす交流分析　*111*

**1 ナースにとっての交流分析** ———————————————————— *113*
**2 ナースと患者の自我状態のモデル** ———————————————————— *115*
**3 自我状態の働きと機能** ———————————————————— *118*
　1）親の自我状態：Parent（P）・*119*
　2）大人の自我状態：Adult（A）・*121*
　3）子どもの自我状態：Child（C）・*123*
**4 看護の場に現れる自我状態の諸相** ———————————————————— *127*
**5 外面の私と内面の私——エゴグラムとOKグラム** ———————————————————— *129*
　1）外面の私とエゴグラム・*129*
　　**A** エゴグラムとその構造　*129*
　　**B** 自分のエゴグラムと他人のエゴグラムのずれ　*130*
　2）内面の私とOKグラム・*133*
　　**A** OKグラムと基本的な構え　*133*
　　**B** OKグラムとエゴグラムのずれ　*136*
**6 3つの交流パターン** ———————————————————— *138*
　1）相補的交流 complementary transaction・*138*
　2）交叉的交流 crossed transaction・*139*
　3）裏面的交流 ulterior transaction・*142*
**7 気持ちのよいやりとりをするには** ———————————————————— *144*
　　**A** OKでない子どもCをOKにする　*144*
　　**B** 大人Aでやりとりをコントロールする　*144*
　　**C** 「3つの的を射るやりとり」を活用する　*144*
　　**D** 交叉的交流を避ける　*146*
**8 ストロークと人の行動** ———————————————————— *149*
　1）ストロークの種類と活用の仕方・*149*
　2）ストローキング・プロファイル・*150*
　3）時間の構造化への欲求・*152*
　　**A** 引きこもり　*152*
　　**B** 儀式　*154*

*v*

目 次

- **C** 暇つぶし　*155*
- **D** 活動　*155*
- **E** 心理的ゲーム　*155*
- **F** 親密な交わり　*156*

## 第Ⅴ章　看護面接の技術を高める　*159*

- **1** ナース—患者関係における介入の3つのモデル ——— *161*
  - **A** 親と乳幼児の関係のモデル　*161*
  - **B** 親と思春期の子どもの関係のモデル　*162*
  - **C** 大人と大人の関係のモデル　*162*
- **2** 看護とタッチング ——— *162*
  - **A** 身体に触れる——火のタッチ　*165*
  - **B** 身体をさする——水のタッチ　*165*
  - **C** 深呼吸に合わせたタッチ——空気のタッチ　*165*
  - **D** こりをとる——木のタッチ　*166*
  - **E** 身体を抑える——土のタッチ　*166*
- **3** ロールプレイング ——— *166*
- **4** フィードバックゲーム ——— *169*
  - **A** ヘレンケラーとサリバン先生　*170*
  - **B** フィードバックゲーム　*170*
- **5** プロセスレコード ——— *171*
  - **A** プロセスレコードの目的　*171*
  - **B** プロセスレコードの書き方　*172*
- **6** カンファレンス ——— *172*
  - **A** カンファレンスの計画　*175*
  - **B** カンファレンスの開催　*175*
- **7** リラクセーション ——— *175*
  - **A** 腹式呼吸　*176*
  - **B** 自律訓練法　*176*
- **8** その他の方法 ——— *178*
- **9** コミュニケーションの学習段階 ——— *180*

## 第VI章　看護する喜びと苦しみ　*183*

**1** 一人ひとりがナースの看板であることを忘れずに ────── *185*
**2** 患者の苦しみを自分の苦しみに，患者の喜びを自分の喜びに ────── *186*

引用・参考文献　*188*

序章

# コミュニケーションは看護の基本

# 1 コミュニケーションのもつ意味

　人は他者に出会って，自分に出会うといわれる。つまり，人と出会い語り合う機会を生かして，自らをみつめ，自らの存在あるいは自らの未熟さといったことにも気づくことができるのである。このことを看護の場面に置き換えてみると，患者はナースの鏡であるという言い方も可能である。つまり，患者の言動には，ナースのあり方が反映される側面があるという理解である。このように考えると，ナースがよく口にする"患者の問題行動"の一つひとつは，表面に現れている現象は確かにナースにとって扱いづらい問題，患者が生み出した困った問題であっても，それらの行動の背景には，ナースの不適切な行動，あるいは患者の訴えを見逃してしまった専門家としての未熟さがあるのかもしれないのである。したがって，ナースとしては患者を鏡として，自分を確認できるのである。

　一方，病の克服に向けて患者とナースが2人3脚の共同歩調をとっている姿は，周囲から見てもよい出会いがなされていることが見てとれるし，また，そこでの目標の共有化は，患者には病と闘う力を，一方ナースには仕事へのやりがいを与えてくれるものでもある。これはナースが患者の言葉や考えや感情，態度，行動などを本当に理解し，患者もそのナースを信頼し，自らの思いを伝えるようになった結果として生まれたものである。このプロセスにおける両者の関係は，単にサービスの提供者とその受け手という範囲にとどまるのではなく，お互いがお互いの成長のための触媒の役割をなしたといえる。

　しかし，日常的なかかわりは，それほどドラマティックなものではないし，また出会いのプロセスにお互いを大きく変容さ

▶患者の問題行動
　病者によく見受けられる行動で，医療者が扱いきれない，困った，と感じさせられる行動。①自己中心的，②興味や関心が非常に狭い，③依存心が強く自発的行動に結びつかない，④体の一部分にこだわりを抱く，など。

せる場面が多いわけでもない。むしろ日常的なかかわりは，淡々とした流れであることのほうが多いのである。それゆえに上に述べたような意味で人と人との関係を振り返る契機を得ることも，また，他者の存在やあり方を自らの存在の鏡にすることも，実際にはそれほど容易なことではない。それよりもむしろ，他の人との関係がわずらわしくなることのほうが多いというのが実態である。

　夏目漱石の『草枕』の冒頭にある次のような文章は，この世における他者との関係を的確に表現しており，筆者も思わずうなずいてしまう。

　　山路をのぼりながら，こう考えた。
　　智に働けば角が立つ。情に棹させば流される。意地を通せば窮屈だ。とかく人の世は住みにくい。
　　住みにくさが高じると，安い所に引き越したくなる。どこへ越しても住みにくいと悟った時，詩が生まれ，画が出来る。
　　人の世を作ったものは神でもなければ鬼でもない。やはり，向こう三軒両隣りにちらちらする唯の人である。唯の人がつくった人の世が住みにくいからとて，越す国もあるまい。あれば人でなしの国へ行くばかりだ。人でなしの国は人の世よりも猶住みにくかろう。越す事のならぬ世に住みにくければ，住みにくい所をどれほどか，寛げて，束の間の命を束の間でも住みよくせねばならぬ。

　確かに現代の社会は，漱石の生きていた時代以上に人間疎外を生む条件にあふれている。たとえば時間一つをとってみても，私たちは自分自身の時間を自分の計画に沿って消費しているように見えるが，少し考えてみればわかるとおり，社会のルール，あるいは組織の約束ごとのうえで操り人形のように様々な動きを強いられていることの多さに気づく。それは患者やナースとて例外ではない。患者にとって病院は，住みにくい所の

典型といっても過言ではなかろう。その意味で医療者側から一通りの説明はなされたとしても，慣れない環境の中での生活を余儀なくされ，いろいろな検査や処置がなされ，一方的にどんどん治療が進められるという臨床の現実は，その一部だけでも，人間らしさとは無縁であることは明らかである。

一方，ナースにとっても病院は決して住みやすい所とは言えない。常に心身の緊張を強いられる職場環境一つとってもそれは言えることである。しかし，嘆いてばかりはいられない。"人でなしの国"に行くわけにはいかないからである。

M・スワンソンは，人が生きていくためには4つの要素が必要であると指摘している。その4つとは，空気，水，食物，そしてコミュニケーションであり，コミュニケーションについては「人と人との温かさの交換 exchange of human warmth」と定義している。

日頃，私たちはあまり意識しないで他者との関係の中で生きているが，改めて考えてみると，コミュニケーションが人が生きていく根底にかかわる事柄だというのは，スワンソンの言うとおりである。コミュニケーションの意味をマズローの基本的欲求の理論に照らして考えるならば，所属と愛の欲求や承認の欲求，自己実現の欲求と深くかかわってくることに気づく読者も多いのではなかろうか。

筆者も，人は生きている限り，人とのコミュニケーションを求め続けている存在であることを，次のような身近な体験をとおして改めて知ることになった。

筆者は10年前に夫を事故で亡くした。生きている間はそれほど意識することはなかったが，死なれてみると，生きて，居ることによって，いかに自分が夫によって支えられていたかということをしみじみと感じた。死んだ夫の体は驚くほど冷たかった。死んだ夫は決して温かさを伝えてはくれないし，私から伝

▶M・スワンソン
アメリカの生物学者。若くして癌で死亡した。彼女が抱くと，泣いていた赤ちゃんも泣きやんだという。本当の温かさが交換されると赤ちゃんは泣きやみ，すやすや眠ると述べ，ヒューマンコミュニケーションを"exchange of human warmth"と定義づけた。

▶マズロー
（A. H. Maslow）
アメリカの心理学者で，人間主義心理学を提唱し，人間性を尊重した心理学，すなわち健康な人間の創造性を生かした自己実現のための心理学の重要性を説いた。

## 序章　コミュニケーションは看護の基本

▶基本的欲求の理論
　マズローによって示された理論。基本的欲求とは、生理的・安全・所属と愛・承認・自己実現の欲求を指す。一般的に列挙されたような順序で現れ、願望される。

えることもできないし受け止めてもくれない。これは何も身体のもつ体温からくる温かさという意味ではない。言葉や表情，しぐさなどがもつ感情のうえでの温かさのことである。今になって思うことではあるが，生きているからこそ温かさを伝え合えるし，怒りも，悲しみも，喜びも，生きているからやりとりできるのである。

　人は一人で生きていくことはできないというのはよく耳にする言葉である。そして，病を得た時，一人で病床に伏せている時，この思いは一層強くなる。孤独の淵に立たされた時ほど，より激しく人とのつながりがつくり出す温かさを求めるようになるのである。

▶マザー・テレサ（Mother Teresa）
　愛の看護活動実践者。貧しい人々や病人，孤児などに人間の尊厳と安らぎを与える活動を続けている。1979年にノーベル平和賞を受賞した。

　マザー・テレサは，「今日の最大の病気は，癩でも結核でもなく，自分はいてもいなくてもいい，誰もかまってくれない，みんなから見捨てられている，と感じることである」と述べている。そして，「この世の中に必要とされてない人は一人もいない」という思想をもち，路傍で死にかかっている人々に「あなたはこの世に必要な方なのです」と手をさしのべている。

　人は人との温かさを求め，その温かさの中で安らぎを感じることができる。それは，他者から届けられた「あなたは私にとって大切な人である」というメッセージが生きる支えになっているからに他ならない。このことは，患者であれナースであれ共通することであろう。筆者も患者から「あなたがいてくれるから勇気が出ます」と言われたことで，自分のほうが勇気づけられた体験がある。このように，患者に温かさを与えていると思っているナースが，患者から多くの温かさを受け取っていることに気づくことも多いはずである。看護することに喜びややりがいを感じることの背景の一つに，このようなことがあることは異論のないことであろう。

## 2 患者の期待するナースとのコミュニケーション

　看護が対人的職業であること，そして，看護においてコミュニケーションが非常に大きな意味をもつものであることに疑義をはさむ人は誰もいない。しかし歴史的にみると，医療の場では医師（専門職者）―患者（素人）関係が色濃く影響してきたため，上から下への指示伝達という形が違和感なく受け入れられ，一方的な情報伝達を中心とした対人関係が主流であった。また，この医師―患者関係が，ナース―患者関係にも反映してきた経緯がある。このため，本来の意味でのコミュニケーションがそれほど重要視されてこなかったという歴史，また，これが果たしてコミュニケーションであるのかということが十分に問われてこなかったという歴史がある。ここでいう本来の意味でのコミュニケーションとは，対等な人間関係を前提とした人と人との間での考えや感情などの伝達を指すことは言うまでもない。

　しかし，今や医療に対する期待や見方はかつてとは大きく変化している。その結果，従来のような"黙って俺について来い"式の専門家を求める患者は減少し，専門家のもつ情報や専門家としての考えをわかりやすく伝えてくれる医療者，患者の苦しみや悩みに耳を傾け，戸惑いや迷いに共感してくれる医療者，患者が本気で病気とがんばれるように支援してくれる専門家との出会いを待つようになっているのである。

　改めて言うまでもなく，看護は健康問題に対する人間の反応を診断し，看護的治療を提供することを目標にした活動であり，ナースはそのための専門家としての役割を期待されている。したがって，人間の反応を鋭く見抜くことができ，そこから

▶看護的治療
　看護診断したことに責任をもって看護介入し，明らかにされた患者の問題を解決に導くこと。

序章　コミュニケーションは看護の基本

ら看護問題を抽出し，看護計画を立案できるナースになるためには，当然のこととしてコミュニケーションの能力が求められる。

このように，医療の立場からもナースの立場からも，これまでのコミュニケーションのあり方が反省され，本来のコミュニケーションが重要視される時代を迎えたのが現代といえる。良いコミュニケーションがないところに，良い看護はありえないといえる。つまり，コミュニケーションは看護の基本といえるものなのである。

胃の手術を受けて10日目になるのに，まだ酸素吸入器が外せない患者がいた。このような状況にある患者は，往々にして事態をより悪いほうにとらえがちであり，この患者の場合も，病気が悪化しているのではないか，告げられた病状より厳しい局面にあるのではないかと，一人で悶々としていた。その時，あるナースが訪室すると，その患者は突然，「わしの体はどうなっているんだ。手術はうまくいったのか」と大声で怒鳴り，酸素吸入のために挿入されている鼻腔カニューレをつかみ，外そうとし始めた。事故の危険すらある状況である。

このような光景は，臨床の看護場面でしばしば見られるものである。こんな時，少し経験のあるナースであれば，「どうかなさったのですか」とその人に近づき，この患者がなぜこのように自分に怒りを向けてくるのか，その原因や背景を考えるとともに，この患者を落ち着かせるにはどうしたらよいか，その方法を探るのが一般的である。

看護場面ではこのように，患者は自分の思いを言葉や表情，身振りなど，様々な手段を使って訴えかけてくる。そして，ナースは患者の感情の噴出に圧倒されながらも，患者の感情に巻き込まれまいと努力し，その場での対応を模索する。患者の訴えが全身全霊をかけたものであればあるほど，ナースの側も全

身全霊をかけたかかわりが求められる。

　しかし，看護場面でのナースと患者のかかわりは，この例のような動的なぶつかりあいばかりがあるわけではない。むしろ成人の場合には，言葉づかいもていねいで，静かであり，表情・身振りなども穏やかな形でメッセージを送ってくる患者のほうが多いというのが実態である。そしてここに対人的職業の難しさがある。つまり，訴えの語調や表情が穏やかだからといって，必ずしも患者にとって直面する問題が軽いというわけでも，また，患者が問題を冷静に受け止めているというわけでもないからである。

　また，なかには言葉を失い，表情や身振りで意思表示する人，あるいは身振りで表すことさえもままならず，瞼を動かすという残された唯一の機能を手がかりに，まばたきで語りかけてくる患者もいる。

　このように，患者のとるコミュニケーションの方法は様々であるが，コミュニケーションが，津田司の言うように「言葉や表情などの伝達媒体を介してメッセージを送り，相手がそれを理解する過程」であることに変わりはない。すなわち，「人が人との間において考えや感情，態度，行動などを伝達しあうこと」がコミュニケーションの意味である。

　では，ナースのコミュニケーションにはどのような特徴があるのであろうか。斎藤美津子は「ナースは医学の知識をもったヒューマンコミュニケーションの専門家である」と述べている。この斎藤の言葉は，"ナースは患者の最も身近にあって，患者が自らの力で健康的な生活を送れるように，食べる，着る，住む，寝るなどの人間の生活全体を見る社会学的視点と，相手を理解するという心理学的視点と，健康を支えるために必要となる医学的視点を統合した人間総合科学の視点から，考えや感情，態度，行動などを伝達しあいながら人間対人間のコミ

ュニケーションを実践する専門家である"と語っているのだと筆者は理解している。しかし，ナースがコミュニケーションの専門家であるとはいっても，その能力は一朝一夕に育つものではなく，また，その能力を発揮する場面も，特別に用意された空間，限られた空間というわけではない。入院生活の中でのごく日常的な，何気ないかかわりをとおしてその能力の発揮が求められる割合が圧倒的に多いのである。

　ただ，入院生活の中での何気ないコミュニケーションが，患者にとって大きな意味をもつことに気づいているナースは意外に少ない。筆者が本書をまとめようと思い立ったきっかけの一つもここにある。

# 第 I 章

## コミュニケーションの基本

# 1 コミュニケーションの構造

　ナースの人生観や看護観，人間観といったものが，患者―ナースの関係に影響を及ぼすということについては，多くのナースは自らの体験をとおしてつかんでいることである。大段智亮はコミュニケーションの構造を，1本の樹木にたとえて説明している（図1）。

　根はその人の考え方とか人間理解の部分にあたり，地下に隠れていて，外部からは見ることができない。それだけに，お互いの心に届くコミュニケーションを成立させることに難しさがあるのである。樹木にとって根が養分を得るためにも，樹木を支えるためにも重要であるのと同様に，コミュニケーションにとってもその人の人生観や人間観，看護観は重要な部分なのである。したがって，コミュニケーションの上達を図ろうとするには，まずそのことを念頭に置く必要がある。

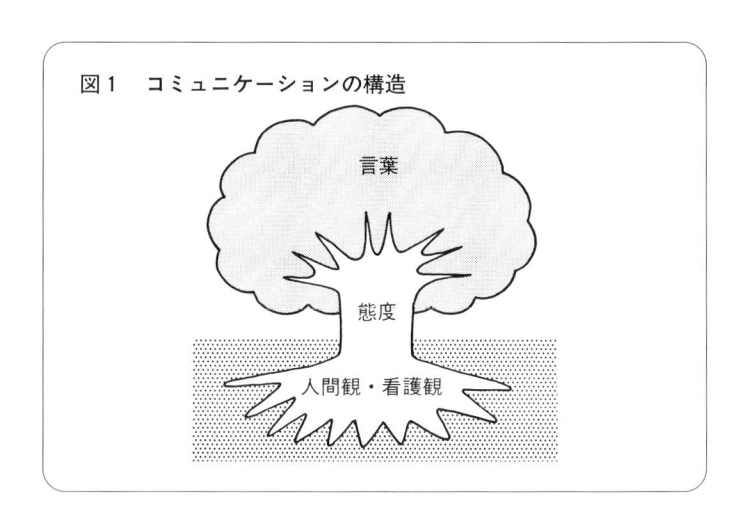

図1　コミュニケーションの構造

「言葉の技術」は枝や葉にあたる。枝葉末節という言葉からすると枝や葉はとるに足らぬものといった感じがあるが，筆者の言わんとすることはそのような意味ではない。葉や枝がなくては，その樹木は存在のための代謝機能を十分に遂行することはできないという意味での，枝や葉である。また，枝や葉は樹木の中で最も目立つものである。コミュニケーションにおいても言葉による影響は大きい。すなわち，「言葉の技術＝言葉の活用の仕方」によっては人を生かしも殺しもするということになる。このことは，必ずしも看護の場面に限ったことではない。言葉によって傷ついたり，勇気づけられたりといったことは，私たちも日常よく経験することである。

そして幹にあたるものが態度である。樹木という一つの存在を支える柱となるのが幹であり，それは葉を支え，根とそれらを結びつける。栄養は根から吸収され，葉によって光合成されるが，それによって太くたくましくなっていくのは幹である。しかし，しっかり根が張っていなければ幹を育てることも，太い幹を支えることもできない。根がしっかりしていなければ，見かけは立派な幹であっても，わずかの風ですら倒れてしまうことになる。また，多くの葉を茂らさなければ，その樹木の幹も根も育たず，生命の働きは低下してしまう。

すなわち，良いコミュニケーションのためには，言葉づかいと態度をしっかりと育てることが大切であると同時に，根にあたる人間理解や看護観，人間観を育てることが不可欠なのである。このように考えていくと，コミュニケーションとは，人のあり方を全体的に示すものだということができる。

ICUに3か月近く入院し，九死に一生を得て回復した経験をもつ友人がいる。彼女は身動きもできないまま，すべてのことをナースに依存した生活を余儀なくされたわけだが，その彼女が退院後，ナースの言葉づかいと態度の重要さについて指摘

してくれた。ナースが「私の家族だと思ってお世話をさせていただきます」と口では言ってくれても，態度がよそよそしく，つっけんどんである場合はよけいに辛さが増し，そのナースに対する信頼が薄らぐという。一つひとつの行為を心をこめてしてくれているかどうかは，患者の立場になると手にとるようにわかるというのである。

# 2 コミュニケーションの手段

「ナースに求められるコミュニケーションの技法とは，看護の現場でお互いに人間として成長を促し合うような"前向きの関係"をどうしたらいち早くつくり出せるかである」と大段智亮はいう。つまり意味のある人間関係をつくり出す能力，人間関係創造能力とでもいうものである。これは単におしゃべりが上手で，その場の雰囲気を盛り上げるのがうまいということを意味するものではない。

言語的行動様式からコミュニケーションを分類すると，言語的コミュニケーション（verbal communication）と，非言語的コミュニケーション（non verbal communication）に分類できる。

そのうち言語的コミュニケーションとは，言葉を介したコミュニケーションのことで，細かい事柄を正確に伝達するには非常に有用な方法であり，また，言葉はそのための価値ある手段である。たとえば，外国に行った時，その国の言語を話すことができればその国の人とのつながりも得やすいし，その国の歴史や文化にも，多くそして深く触れることもできるといった例がそれである。

しかしその一方で，人間同士であれば言葉がなくてもわかり

あえる部分が多いことも事実である。これは，言葉以外の非言語が介在するからである。

非言語的なコミュニケーションとは，言語以外の手段で情報を伝えることである。すなわち，しぐさ，顔の表情，目の動き，歩き方，手の使い方，頭の下げ方など，言葉による表現以外のところに現れているものである。そしてこれはコミュニケーションの基礎をなす部分でもあり，言葉を用いたコミュニケーションにおいても必要となる。

たとえば「おだいじに」という言葉も，患者の顔も見ないで言うナースより，顔を見て話しかけるナースのほうが，患者に対するナースの「思い」はしっかりと伝わる。

ナースはもっと自分自身の言葉づかいにも，言葉以外のコミュニケーションの部分にも敏感になることが大切である。そして，患者の訴える言語的な言葉にも，言葉以外の言葉にも真剣に耳を傾けることが必要である。このようにナース自らが，コミュニケーションについて研鑽することなしには，患者が自分の健康問題に自ら取り組めるように援助することなどできはしない。

# 3 コミュニケーションにおけるストロークの働き

## 1 ストロークのもつ意味

岩下榮次は「人はその人のいとなみのところで，その人なりに立ち上がって歩きたがっている」と述べている。しかしその一方で，人は一人では生きることのできない存在であり，群れようとする習性をもっているのも事実である。そして，その群れをつくろうとする習性は，本能に近い行動といえる。

## 3 コミュニケーションにおけるストロークの働き

　交流分析（Transactional Analysis）の始祖であるエリック・バーンは，「すべての人間のモチベーションのもとになっているものがストロークであり，人が何かをするのはストロークがほしいからだ」と述べている。このストロークについて心理学では，「人が成熟するうえに不可欠な生物学的刺激」と定義している。一方，交流分析では，ストロークについて「存在認知の一単位」と定義している。そしてその意味について次のように説明している。

　あなたが町を歩いている。隣人が反対側から来るのが見えた。2人がすれ違う時，あなたはほほえんで「いいお天気ですね！」と声をかける。隣人もほほえみ返し，「本当に」と答える。あなたが隣人とかわしたやりとりがストロークであり，それは「ストロークを交換した」とも表現できる。

　私たちのこうしたやりとりはあまりにも日常的であるため，その意味することについてあまり深く考えることをしない。しかし，この場面を次のように少し変えてみると，ストロークの意味することがわかりやすい。

　隣人が近づいて来た時，あなたはほほえんで「いいお天気ですね！」と声をかける。しかし，隣人は何も答えない。その人はあなたに挨拶の言葉を返すどころか，あなたがそこにいることに何らの関心も示さずに通り過ぎる。こんな時，あなたはどんな気持ちをもつだろうか。一般的には，隣人が反応しないことに驚き，無視されたと怒ったり，あるいは「何か気分を害するようなことをしただろうか」と自問するといった行動をとることが多いと思われる。

　これらの反応は，いずれもストロークが不成立に終わったことによって生じたものである。最初にあげた例のように，ストロークが機能している時には気づかないが，ストロークが機能していない後の例のような場面に遭遇すると，人の営みにはス

▶エリック・バーン
（Eric Berne）
　交流分析の創始者。人間には親・大人・子どもの3つの自我状態がある，と述べた。

▶存在認知の一単位
　お互いの存在を認める言葉や行動を含めたやりとりのはじまり。人間同士の関係づくりの第一歩を示す。

トロークが必要であること，それが得られないと欠乏感をもつことを知ることができる。このようにストロークとは，お互いの存在を認めあう一つの手段なのである。そして，このストロークは，人間同士の関係づくりにおいてその第一歩に位置するものなのである。

　もともと，ストローク（stroke）には，「～をなでる，さする」といった意味がある。バーンがストロークという言葉を選んだのは，子どもの行動のモチベーションが，子どものもつ触れられることへのニードと関係があることからの発想であろうが，彼は「子どもばかりでなく，大人もまた身体的接触を切望している」と述べている。また，杉田峰康も同様に，「食物と同様に愛撫，接触，声，音などの生物的刺激は，赤ん坊の時だけでなく，人間が生きている限り一生の間，求めて生きているという事実についてはあまり知られていない」と指摘している。

　幼い頃は抱きしめる，愛撫するなどといった身体的ストロークを必要とするし，また周囲もそれに違和感なく応じているが，成長するに従って，乳児のような身体的ストロークを求めることは社会的に許されなくなる。そのため，言葉による賛辞や承認など，身体的ストロークに代えた言語的ストロークを受け取ることで妥協していくようになるというのが，一般的な理解である。

　つまり，これは成人には身体的ストロークが不必要であるということではない。現に朝山新一が，癌を病んだ妻の闘病記である『さようなら　ありがとう　みんな』の中で彼女の実感として述べている「病気になると子供のようにスキン＝リレーションが欲しくなる」という言葉にもそれが現れている。看護場面で出会う患者の多くは，日常より依存傾向が強くなり，このような心理状態にあることが多い。

ところで，日常生活の中でも，大人同士のコミュニケーションは言語によるものが多いのが一般的である。しかし，これに比べて看護場面でのコミュニケーションは，身体的タッチによるストロークと，それ以外の言語的ストロークを組み合わせて実践することが多い点に特徴がある。蒸しタオルで背部の清拭をしながら，日頃抱えている悩みについて問いかけたり，脈拍を測定する時に病気についての思いを聴くといったことがその例である。

専門家であるナースは，患者の問題状況を判断し，身体的タッチによるストロークと，言語的ストロークを意図的に組み合わせて看護を展開することができる。バーンや杉田の言葉にもあるとおり，人間は生きている限り，子どもであろうと大人であろうと，身体的ストロークを必要とする存在である。したがって，ナースのなす身体的タッチには，本来人間がもっている要求が満たされた喜びを患者が実感できるメリット，患者との物理的距離ばかりでなく心理的な距離も近づけてくれるというメリットがある。

## ② 陽性のストローク・陰性のストローク

交流分析では，ストロークを陽性のストロークと陰性のストロークに分けて説明している。陽性のストロークとは，愛情，承認，報酬などであり，人との触れ合いの中で陽性のストロークが充足されると，幸福で快適な生活を送ることができる。一方，陰性のストロークは，値引き（discount）という形で現れ，陽性のストロークとは正反対に，与えられると不快になるものである（表1）。

陽性のストローク，陰性のストロークの意味することからすると，人が陽性のストロークのほうを求めようとするのは当然である。しかし，陽性のストロークが得られない場合には，人

▶値引き
　交流分析では，人とのかかわりにおいて，相手の人間としての価値を軽視したり，その能力を過小評価したりする時，人を値引きするという。値引きが日常の対人関係で言語レベルで行われる時には，相手を辱めたり，辛くあたったり，嘲笑したり，ののしったり，肉体的欠陥を暗に責めたりする形をとる。

### 表1　ストロークの種類

| 種類 | 身体的なもの | 心理的なもの | 行動的なもの |
|---|---|---|---|
| 陽性のストローク | 肌のふれあい<br>・なでる<br>・さする<br>・抱きしめる<br>・愛撫する<br>・握手する | 心のふれあい<br>・ほほえむ<br>・うなずく<br>・相手の言葉に耳を傾ける<br>・信頼する | 言葉による承認<br>・ほめる<br>・慰める<br>・語りかける<br>・あいさつをする |
| 陰性のストローク | ・たたく<br>・なぐる<br>・蹴る<br>・つねる<br>・そのほかの暴力 | ・返事をしない<br>・にらみつける<br>・あざわらう<br>・無視する | ・しかる<br>・悪口を言う<br>・非難する<br>・責める<br>・皮肉を言う |

出典　太湯好子：孤立を支える高齢者へのアプローチ，老人看護ぷらす介護，4(1)：20，1996.

は陰性のストロークを求めるようになるという。たとえば，幼児が親からまったく無視されるよりは，尻をたたかれてでも，いたずらをしたり危険な行動をとったりして親の注意を引こうとするというのがそれである。弟や妹が生まれたことで，両親の自分への関心が薄れたことに悲しさをおぼえ，その思いが，夜尿といった形で現れることもこの例の一つある。

　患者の中にも，些細なことで同じ部屋に入院している患者とけんかをしたり，ナースをからかったり，攻撃してきたり，ナースコールを押し続けたり，何度注意しても同じように失敗を繰り返したりして，陰性のストロークを求めてナースとのかかわりをつくろうとする患者がいる。このような患者の行動を理解しようと思う時，以下のストロークの法則に照らして考えると理解しやすい。

## 3 コミュニケーションにおけるストロークの働き

> ①人の心は陽性のストロークを無条件に得ている限り安定する。
> ②人は陽性のストロークが不足してくると陰性のストロークを集め始める。
> ③人は条件つきのストロークばかり得ていると陰性のストロークを集め始める。
> ④陰性のストロークを集めることは，陽性のストロークが与えられない限り，永久に続く。
> ⑤ストロークがないことは最大の値引きである。

▶条件つきストローク
"良いこと"をした時だけに与えられるストロークを指す。このストロークは，その人のあるがままに与えられるストロークではないため，そのストロークを与えられた人はそのうち良いことをするのを嫌がるようになる。

⑤にあるように，ナースに無視されることは，患者にとって最大の値引きになる。そして，上にあげた例のように，ナースにとって快適でない刺激を投げかけてくる患者は，陰性のストロークを集めているといえる。このように考えてみると，陰性のストロークを集めている患者は，陽性のストロークを多く必要とする対象なのである。

人が人として生きていくためには，どうしても陽性のストロークが必要になる。その意味で，人が人らしく生きていくための潤滑油や触媒のような働きをするコミュニケーションは，陽性のストロークの交換の場として大切である。このことから考えて，看護の場面におけるコミュニケーションにとって第一に必要なことは，患者とナースのふれあいをとおして温かい関係をつくり，そのふれあいの中で患者が陽性のストロークを得ることができ，病気の回復に専念できるように入院生活を整えられる状況をつくり出すことにあるといえよう。

# 4 本来のコミュニケーションのあり方

## 1 対等の人間として向かい合う必要性

　文豪，ツルゲーネフは大の散歩好きであった。ある朝，散歩に出て教会の前まで来ると，1人のみすぼらしい老人が皿を持って立っていた。ツルゲーネフはポケットをさわってみたがあいにくお金を持ってくるのを忘れていた。恵んでやりたいがお金がない。つかつかと老人のそばへ歩いて行き，いきなりその痩せ細ったアカだらけの手を握ると「君，すまん，散歩でね，金を忘れてきた。夕方また来るから今はかんべんしてくれよ」そう言って立ち去ろうとした。すると，その老人はワアワア泣き出した。そしてツルゲーネフの手にしがみついて，「旦那さん，ありがとうございます。生まれて以来，こんな大きな頂き物をしたことはありません。大金を投げてくれた人はたくさんいます。しかし，旦那さんのように心をくれた人は初めてです」。ただの1円も与えずワアワア泣かせたものは何か。豊かな温かい愛情，これが人の心を揺さぶらずにはおかなかったのだ。
（大畑哲俊：日々のしおり，山陽新聞，1993年10月28日）

　私はこのコラムを読み，老人がなぜツルゲーネフの態度に泣き出したのかについて考えてみた。そしてそれは，アカだらけの痩せ細った手を握るという行為に，また「かんべんしてくれよ」という言葉に現れているように，一人の人として向かい合ってくれたからであろうと理解した。富める者のおごりはもちろん，弱者に対するあわれみの思いで接するのでもなく，対等な一人の人間として出会ってくれたからである。

　この例のように，大金を投げてもらうことよりも，あるがま

まの自分を認めてもらい，丸ごとの自分の存在が受け入れられていることに喜びを感じるという，まさに人間的な感情がわいてきた時，初めて自分を見つめ，自分の問題に直面する勇気が湧いてくるのが人間のありようのようである。

## ② 人間の尊厳を大切にする姿勢

　かなり以前のことであるが，70歳になるおしゃれな男性の患者が，高血圧と一過性の脳虚血の治療のために入院してきたことがあった。その彼がある朝起きた時，尿失禁をしていることに気づいた。彼は何とか同室の患者にも知られまいと必死でその場を取り繕おうとしていた。

　モーニングケアの折，彼の尿失禁に気づいたナースは「パジャマを着替えましょう」「臭いでしょう」「汚いから」と着替えるように彼を説得した。しかし，ナースが説得しようとすればするほど彼は「大丈夫だ」と頑強に言い張るのである。大部屋なので周囲の患者も彼に何か問題が生じたことに気づき，ナースとのやりとりに聞き耳を立てている。

　困り果てたそのナースは，先輩ナースに助けを求めた。後輩から相談を受けた先輩のナースは，失禁したことを認めたくないこの患者の気持ちを大切にしたいと考えた。そして彼のベッドに近づき，「あら，ごめんなさい。水をこぼしてしまって。パジャマにまでかかってしまったようですね。申しわけありません。冷たかったでしょう」と謝り，「ベッドのシーツを換えさせていただけますか」と言いながら，さっさとシーツを換え，パジャマを着替えるように促した。すると先ほどまで，ナースの説得をあれほど頑強に拒んでいたこの患者が，素直にその言葉に応じたのである。

　この例のように，同じ目的をもった働きかけであっても，そのかかわり方によって，人は素直にそれに応じたり，また逆に

ますます頑固に拒否するというように，まったく異なる反応を示すことがある。これが，人の心というものの不思議さである。この例は，無理に相手に何かをさせようとしたり，相手を変えようとしたりすると，かえって動かされまいとする人間の特性を教えてくれている。

　岩下榮次は前に述べたが「人はその人のいとなみのところで，その人なりに立ち上がって歩きたがっている」と述べている。また，「自分の責任を他人に引き渡してしまえない。そこのところをわかってくれと叫んでいるように思える」とも…。

　この岩下の言葉は，人間の特質というものをよく表している。人は問題なり，課題なりに直面して何らかの援助なり手助けを求めてはいても，最終的には，自分の力で問題を解決したいという気持ちを，心のどこかでしっかりともっているということである。そのため普段は忘れていても，問題に直面し，自らの判断を迫られた時，その気持ちがわき上がり，他人の決定に素直には応じることができないといったことも生じるのである。

　しかし，ここで筆者が尿失禁した患者の例をあげたり，岩下の言葉を引用したのは，人間が自らの意思に基づいて行動を決定し，また，自らの責任で行動したいという気持ちを抱いている存在であることを言わんとするためではない。「大丈夫だ」と頑固に言い張る患者の言葉の裏や，岩下の言葉の後段にある「…そこのところをわかってくれと叫んでいるように思える」という箇所に注目してほしいがためである。

　では私たちは，この患者の行動や岩下の言葉から何を受け止めればよいのであろう。それはこの2つの例からも明らかなことであるが，人はわかってくれる存在を求めていることを知ってほしいのである。それは自分の責任を他人に引き受けてほしいというのではなく，そんな状況にある自分を受け止めてほし

いという叫びともいえる。つまり，ある種の支え，心の応援といったものを求めているということである。

どんな人もその人の営みのところで立ち上がって歩きたがっている。その歩き出す力を自分の中に感じたがっている。これは事実であろう。しかし，このような思いを表現し，またそれに沿った行動を実践するには，その表現や行動を自分の立場に立って受け止めてくれる温かい他者の存在，そしてその両者の間をつなぐ温かい人間関係が必要なのである。

では，温かい人間関係とはどのような関係を指すのであろうか。筆者なりにこの言葉の意味を述べるならば「あるがままの自分を認めてもらい，丸ごとの自分の存在が受け入れられていると感じられる関係」であるということになる。

『星の王子さま』を書いたサンテグジュペリは「自由とは統計に反して行動しうる力である」と述べている。これは岩下の言葉にも通じるものである。繰り返して言うが，人はいくつになろうと，男であろうが女であろうが，精一杯自分らしく生きたい，統計に反してでも自分らしく主体性や独自性を発揮したいと切望し，独自の人生を生きたいと願う存在である。だからこそ，患者としてひとくくりにされたり，おじいちゃんやおばあちゃんというように，個のない存在として呼ばれることを嫌い，名前を呼んでもらいたいと願うのである。重ねて言うが，このことは，一人の大切な人間として接してほしいという切なる思いの表れなのである。

ナース―患者関係が看護の出発点であるということは先に述べたが，看護を実践する場においては，常にこの出発点のことを意識し，関係の維持に努力する必要がある。なぜならナース―患者関係には，一般社会における人間関係以上に，歪みを生じる要因が潜んでいるからである。そこでなぜナース―患者関係に歪みが生じやすいのかについて考えていきたい。

▶**サンテグジュペリ**
（Saint Exupery）
フランスの小説家，飛行士。北西アフリカ，南大西洋，南米航空路の開拓者で，夜間飛行の先駆者の1人。その時期の体験をもとに書いた『星の王子さま』『夜間飛行』などが有名である。

第Ⅰ章　コミュニケーションの基本

## 5　良好なコミュニケーションの阻害要因

### 1　自己の考えへの固執

　図2は図―地の反転図といわれるものであるが，見方を変えることで，この図の中に若い女性と老婆の姿を見つけることができる。

▶ゲシュタルト
ドイツ語の gestalt は「形態，形」を意味する。「ゲシュタルトになる」とは，形になるということである。

　若い女性を図（ゲシュタルト）として意識して見る時は，老婆は地となって見ることができない。逆に，毛皮にあごをうずめた老婆を図として見る時は，若い女性は地となって意識されない。また，図2と同じように，図3は鴨とうさぎ，図4は杯と人の横顔を見ることができる。

　この例は，一つのことにとらわれていると人間は他のものを見失い，決して同時に2つのものを見ることはできないことを示している。これは私たちの日常の生活のなかでの誤解や思い

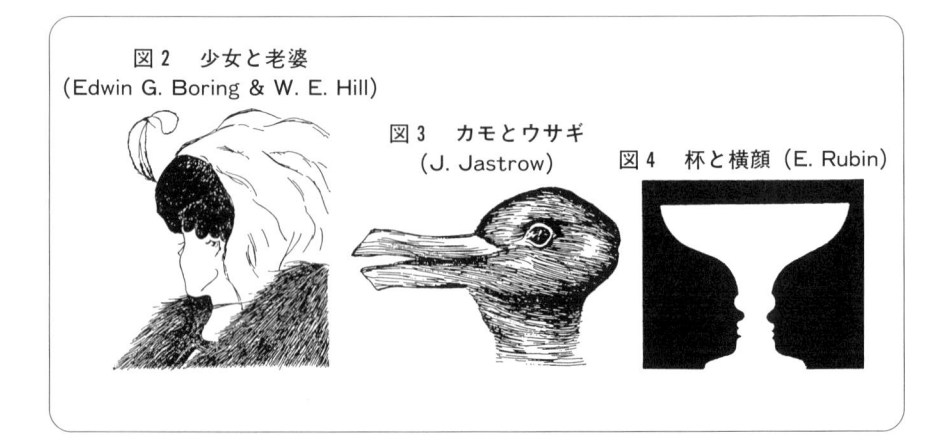

図2　少女と老婆　(Edwin G. Boring & W. E. Hill)

図3　カモとウサギ　(J. Jastrow)

図4　杯と横顔　(E. Rubin)

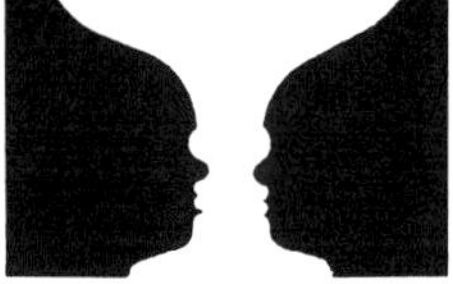

こみの元となっている。つまり，同じ図でありながら，ある者は老婆だと言いきり，ある者は女性と言いきるというように。このように，人間は自分の見たものを絶対だと信じこみ譲らずに主張する傾向がある。その結果，本来あるものを見落としたり，錯覚を起こして現実にないものを見たり，見間違えたりすることがある。子どもの頃，夜道を歩いている時，木陰が人影に見えて恐ろしくなったというようなことは多くの人が経験していることと思う。

　図に示したのは，視覚に起因する間違いの例であるが，知覚のレベルでは，五感全部が間違いを起こすことがあると言われている。すなわち，視覚，聴覚，触覚，嗅覚，味覚に基づく情報の把握では間違いが生じがちであると自覚して理解することが必要である。

　コミュニケーションは，今，示したように間違いを起こしやすい人間同士が意思の伝達を図ろうとするものである。そのため，注意深さに欠けている時はもちろん，十分に注意を払っていても，知らず知らずのうちに間違いを起こしても不思議はない。そしてその結果，もともとは患者が，自分自身の錯覚や誤解によって生じたことでありながら，ナースに怒りを向けたり，自分ではどうしてよいかわからなくなって落ちこんでしまったりといったことが生じる。一方，このようなことはナースの側にも起こりうるため，その結果として，患者とナースの間にぶつかりあいや不信感が生まれたりする。

　以上のことから，コミュニケーションにおいては，人間は本来間違いを起こす存在であることを謙虚に受け止めること，そして間違いを起こすことを，他人に対しても自分に対しても許せるようになることがいかに大切であるかが理解できる。

　読者のみなさんも，患者との間でのトラブルを経験したことはないだろうか。その際の自分の行動を振り返ってほしい。自

分も含め人間は過ちを犯しやすい存在であるという認識をもって相手に向かっていたであろうか，また自分の見方，考え方，とらえ方に固執していることはなかったであろうかということである。これは看護の場に限ったことではないが，人間関係におけるトラブルは，自分の考えに固執することによって生じていることが多いものである。

## ❷ 言葉への認識のずれ

　自己の考えに固執するということでは，コミュニケーションの大事な手段である言葉の問題も大きい。そこで，次に，人によって言葉の受け止め方，理解の仕方が様々であるために生じる歪みについて触れてみることにする。

　コミュニケーションはどのようなスタイルのものであっても，刺激，送り手，メッセージ，伝達回路，および受け手という5つの異なった構成要素から成り立っている。このコミュニケーションを契機として生じるナース―患者関係の歪みは，送り手である患者の発信した刺激（主に言葉による）を，受け手であるナースが間違ったメッセージとして受け取ってしまった場合，またその逆に，ナースの発信した刺激を患者が間違ったメッセージとして受け取ってしまった場合に生じるものである。しかし，どちらの側に原因があるとしても，5つの構成要素のどこかに問題が生じたことは明らかである。したがって，歪みの発生に気づいた時には，各要素のどこに問題があったのかについて検討する必要があることは言うまでもない。

　では，その問題点の把握はどのように進めればよいであろうか。一般的に考えれば，コミュニケーションの構成要素それぞれについて検討するのが適当であるといえる。しかし，ことはそれほど容易ではない。なぜなら，コミュニケーションが多くの場合，言語を介してなされること，そして言葉は先にあげた

5　良好なコミュニケーションの阻害要因

5つの構成要素のすべてに関連することだからである。なかでも言葉の送り手と受け手の間で，言葉に対する理解にずれがあった場合には，その溝を埋めることは困難を極める。というのは，図5のように一つの言葉であっても，その言葉によってもたらされる刺激は，人それぞれのもつ価値観や文化的背景などによって大きく異なるからである。

　このような言葉に対する理解のずれがもたらす問題の典型的な例は，私たちも日常生活で経験することである。たとえば，善意をもってかけた言葉が相手の怒りを買ってしまうといったことがそれである。

　しかし，言葉に対する理解のずれがコミュニケーションの阻害要因の一つであるからといって，看護の場で言葉をかわす際に，個々の患者の生きてきたプロセスを踏まえて，言葉の一つひとつを選ぶといったことは現実的ではない。とするならば，ナース―患者関係に歪みを生じさせないためのコミュニケーシ

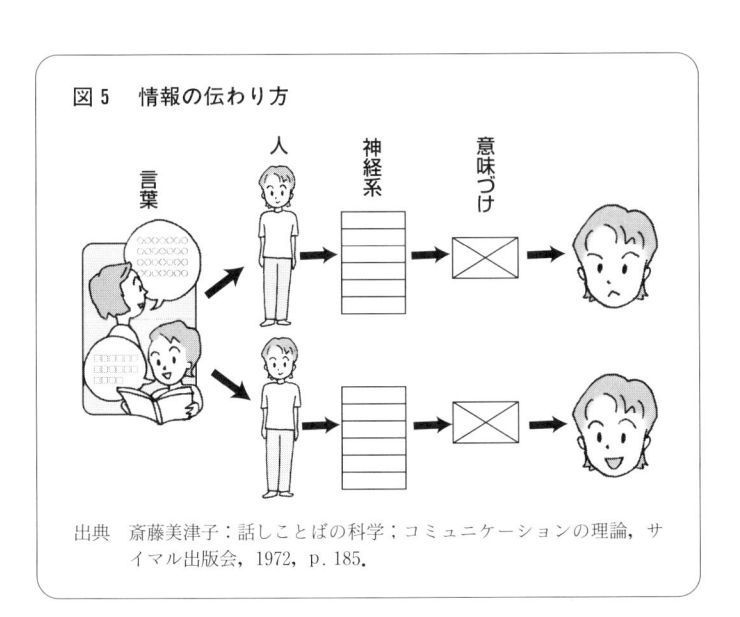

図5　情報の伝わり方

出典　斎藤美津子：話しことばの科学；コミュニケーションの理論，サイマル出版会，1972，p.185．

ョン上の努力として現実的なことは，用いる言葉を慎重に選んだり，言葉に対する患者の反応を確認しながら質問の仕方を工夫する以外にはないといえよう。もちろんナースの伝えたことが患者にどのように伝わったかを確かめることも怠ってはいけない。ナースは患者に伝えたつもりになり，患者はナースがわかってくれていると思い込んでしまうことも多いからである。少なくともナースは言葉それ自体にも理解のずれがありうることを意識し，ナースに届けられた言葉を患者にフィードバックし，「患者が言った」という言い方から，「ナースの私がこのように聞かせてもらったのだ」という気持ちを踏まえて言葉や話し方を工夫することで，溝の多くは埋められるといえよう。

## ③ 自分の基準への固執──「私が」の世界

　ギリシャ神話の中に，プロテウスという強盗の話がある。この強盗はあちこちで人を捕らえてきては，自分の鉄製の寝台に寝かせて，その寝台よりも身長が長ければその余った部分を切断し，寝台より短ければ，その身体を引き伸ばして寝台と同じ長さにしなければ気がすまなかったという。切られても引き伸ばされても，結局命は絶たれるのであるから，捕らえられた人はたまったものではない。

　しかし，これはギリシャ神話の世界のことだけではない。現代の私たちの社会にも同じような例は，数多く見出すことができる。自分あるいは自分とその仲間のつくった基準に合わない存在を排除するといった行動がそれである。いうまでもなく，人間は一人ひとりその顔が違うように，考え方もまた異なる存在である。そのことの意味を本当に理解していれば，たとえ考え方は異なっていても同じ人間として接近を図り，自分たちの生き方にその人の考えを生かそうという姿勢も生まれるはずである。しかし，それができないのは，"わからないことやもの"

に対する無意識の恐れを抱いているからであろう。

　群れをつくり，異質の存在を差別という形で排除してしまうという行動，あるいは自分たちのものさしで他者を裁断するという行為も，その背景には人間の弱さが横たわっているように思われる。

　そのような視点からギリシャの強盗の話を読むと，ベッドの長さという自分の定めた基準に合わない個人の存在を認めてしまえば自分の存在が脅かされる，といった認識が彼の中にあったのかもしれないと受け止めることもできる。

　著者のこの受け止め方の適否はともかくとして，この話と自分のあり方を重ねてみた時，思いあたることのある人は多いであろう。とするならば，この話を自分の日常を振り返る契機にしてほしいと思う。なぜなら，ナースもよほど意識していないと，人を裁き，自分の好き嫌いで他人を決めつけ，自分の利害を中心として他人を見，自分の意見と合わないものは敵と見なし，「問題の患者」として片づけてしまうことが多いからである。ナースとしての自分の中にも，評価的になる自分や，患者を攻撃したい気持ちになる弱い自分があることに気づいてほしいと願うのである。

　時実利彦は「人間の前頭葉はもともと相手を否定している。しかし，このように相手を否定しようとする心を，理想的な人間像を学ぶことで肯定しようとする働き，すなわち，愛を育む心も備えている」と述べている。そして，「このように，無条件に相手を認め，他者肯定に至る道筋は，命の営みへの気づきに他ならない」とも述べている。"かけがえのない生命""生かされてそこにある生命"への気づきなしには，人種，イデオロギー，言葉，風俗などの違いを越えて相手を尊重することなどできない。だが，この生命の営みに気づく道は平坦ではない。それができずに，他人に対して憎しみを抱いたり，評価的な態

度で接してしまうのは，憎しみの心を愛の心に変えるために必要な努力を続ける強さを，多くの人はもちあわせていないからである。

　しかし，人間がこのような傾向をもちやすい存在であるということを知り，それを打破するように努める人と，人間だから仕方がない，とその弱さに甘え溺れる人では，他者との関係においてもまったく異なった対応をするようになる。人間は弱いものだと知ることは，私たちを謙虚にし，注意深くし，周りの人々に対する配慮の必要性に気づかせてくれる。しかし，人間は弱いものだからとそこに居直ってしまう人間は，自らの身勝手な考え・行動を他者にも押しつける傲慢な人間となり，結局は他者との良好な関係を生み出すことができない存在になってしまう。

　以上，人間は基本的に弱い存在であり，自分の考えに固執しがちであるという性質を認めることによって，人間相互の関係がつくられ，また維持することができる。病に罹患したり，入院によって環境が変化すると，本来は弱い存在である人間がいっそう弱くなることが多い。というよりも，健康な状態の時には自らの意思の力により弱さをカバーできていた人が，病に侵されたことで意思の力を保持できなくなり，隠されていた弱さが現れたといったほうが正確かもしれない。

　いずれにしても，臨床の場においては，このような"弱さをあらわにした患者"と遭遇することが多い。ただその場合には，弱さの表現が必ずしも依存的な行動になって現れるとは限らないということに注意すべきである。たとえば，いつもは穏やかな患者が，点滴注射の針を一度で入れられなかったナースに，「もういい，今日は点滴はしない」と大声でどなりつけるといった例を考えてみよう。この患者のとった行動は，依存的なものには見えないが，自分の苦しみに耐えられなかった患者

の悲鳴であると受け止めれば，その大声は今の自分の気持ちに添って支えてほしいという依存の意思の現れという理解もできる。これは，何かがこの患者の知覚や認知を歪めているために生じたのである。

松本文男は「愛情，自尊または自己実現，自由および安全，集団欲求など，人間として生きるための基底的欲求が侵され，危機に陥ると知覚の異常をきたし，物事をありのまま受け取ることができなくなる」と述べている。この松本の考えを患者―ナース関係に置き換えて示したのが図6である。患者がなぜ知覚に異常をきたして，自分に起こった問題をありのままに受け取ることができなくなったのか，歪みの構図を見ればわかりやすいであろう。

また，知覚の歪みが正常化していくメカニズム（図7）を見れば，知覚に歪みが生じた患者への介入の目的が知覚の正常化にあることが理解できよう。

## 4 患者という立場への理解不足

みなさんの中には，毎日，時間に追われて生活している人たちから，「1週間くらいなら入院してみたい」といった言葉を聞いたことのある人も，また自分自身がその言葉を口にした経験のある人もいるに違いない。しかし，期間の長短にかかわらず，一度でも入院を体験したことのある人であれば，健康時に抱いていた入院への願望が，いかに心得違いであったかを知ることになる。

それは，痛みや不安といった病に起因することよりも，それまでの生活の場から切り離され，未知の環境に置かれたことによる打撃が，想像を超えたものであり，決して休息を得るといったことにはならないからである。

ナースの事例報告には，このような患者の心の状態を受け止

## 図6　患者の認識の歪みの構図

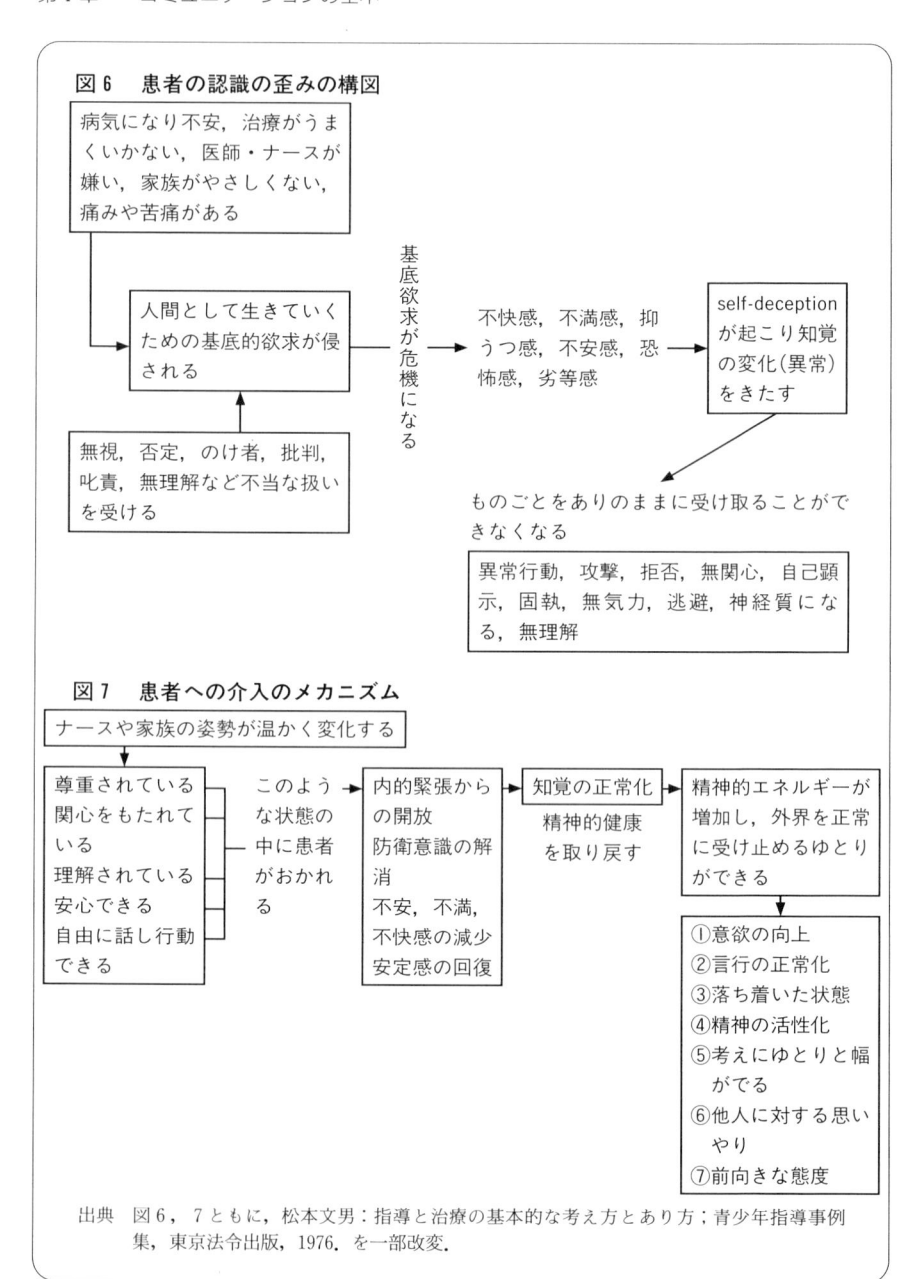

病気になり不安，治療がうまくいかない，医師・ナースが嫌い，家族がやさしくない，痛みや苦痛がある

↓

人間として生きていくための基底的欲求が侵される

↑

無視，否定，のけ者，批判，叱責，無理解など不当な扱いを受ける

基底欲求が危機になる →

不快感，不満感，抑うつ感，不安感，恐怖感，劣等感

→ self-deceptionが起こり知覚の変化（異常）をきたす

↓

ものごとをありのままに受け取ることができなくなる

異常行動，攻撃，拒否，無関心，自己顕示，固執，無気力，逃避，神経質になる，無理解

## 図7　患者への介入のメカニズム

ナースや家族の姿勢が温かく変化する

尊重されている
関心をもたれている
理解されている
安心できる
自由に話し行動できる

→ このような状態の中に患者がおかれる

→ 内的緊張からの開放
防衛意識の解消
不安，不満，不快感の減少
安定感の回復

→ 知覚の正常化
精神的健康を取り戻す

→ 精神的エネルギーが増加し，外界を正常に受け止めるゆとりができる

↓

①意欲の向上
②言行の正常化
③落ち着いた状態
④精神の活性化
⑤考えにゆとりと幅がでる
⑥他人に対する思いやり
⑦前向きな態度

出典　図6，7ともに，松本文男：指導と治療の基本的な考え方とあり方；青少年指導事例集，東京法令出版，1976．を一部改変．

めた看護の実践例が数多くまとめられている。しかし，その事例の対象である患者がその報告を目にした時，どれだけの人がその内容を率直に受け止められるであろうか。また，報告をまとめたナースの中のどれだけの人が，「この報告はあなたのケースについてまとめたものです」と自信をもって言えるであろうか。

　このようないじわるな書き方をしたのは，何もナースの短所を言いたいがためではない。病院という環境の中に置かれるという，いわばたったそれだけのことが，患者にもたらすものの大きさを理解しなければ，結局はナース中心の看護の実践でしかなく，それは厳しく言えば"看護"とはいえないと言いたいのである。

　ナースにとっては，病院は毎日足を運ぶ職場であり，医師をはじめとする医療スタッフのすべてが関係者である。それに比較して患者は，病に起因する痛みや不安を抱えながら，見ず知らずの環境の中に一人置かれるわけである。そればかりではない。患者を取り巻いているのは，専門職というユニフォームをまとった人たちばかりなのである。

　このような状態に置かれた患者が，1日も早くその環境から逃れたいと考えるのは当然のことである。そこで患者は，医師やナースなど専門家の言葉に従うことが，退院への最短距離であると考える。その結果，自らのQOL（quality of life）についての欲求を表に出さないまま，専門家の指示に従うという行動をとる。

　このようなナース—患者関係が，強者・弱者の関係として展開することは決してまれなことではない。入院したことのある人であれば多かれ少なかれ体験していることである。

　したがって，病院という環境にはナース—患者関係に，強者・弱者という関係を持ち込む危険性が数多く潜んでいること

を常に念頭において患者を迎える必要のあることは，いくら強調してもしすぎることはないと思う。

ルース・ジョンストンの「きいてください，看護婦さん」という詩からは，訴えたい気持ちを抱きながら，それを口に出せない患者の弱さが伝わってくる。この詩を鑑(かがみ)として自己のナースとしての日常を振り返り，どれだけその痛みを受け止めてケアに取り組めているかを考える時，背筋に寒いものを覚える。

ひもじくても，わたしは，自分で食事ができません。
あなたは，手のとどかぬ床頭台の上に，わたしのお盆を置いたまま，去りました。
そのうえ，看護のカンファレンスで，わたしの栄養不足を，議論したのです。

のどがからからで，困っていました。
でも，あなたは忘れていました。
付添さんに頼んで，水差しをみたしておくことを。
あとで，あなたは記録につけました。わたしが流動物を拒んでいます，と。

わたしは，さびしくて，こわいのです。
でも，あなたは，わたしをひとりぽっちにして，去りました。
わたしが，とても協力的で，まったくなにも尋ねないものだから。

わたしは，お金に困っていました。
あなたの心のなかで，わたしは，厄介ものになりました。

わたしは，1件の看護的問題だったのです。
あなたが議論したのは，わたしの病気の理論的根拠です。
そして，わたしをみようとさえなさらずに。

わたしは，死にそうだと思われていました。

## 5　良好なコミュニケーションの阻害要因

わたしの耳がきこえないと思って，あなたはしゃべりました。
今晩のデートの前に美容院を予約したので，勤務のあいだに，死んでほしくはない，と。

あなたは，教育があり，りっぱに話し，純白のぴんとした白衣をまとって，ほんとにきちんとしています。
わたしが話すと，聞いてくださるようですが，耳を傾けてはいないのです。

助けてください。
わたしにおきていることを，心配してください。
わたしは，疲れきって，さびしくて，ほんとうにこわいのです。

話しかけてください。
手をさしのべて，わたしの手をとってください。
わたしにおきていることを，あなたにも，大事な問題にしてください。

どうか，きいてください。看護婦さん。
(出典　トラベルビー，J.，長谷川浩，藤枝知子訳：人間対人間の看護，医学書院，1974.)

# 第 II 章

## 患者理解のための
## コミュニケーション

# 1 医療の場のコミュニケーション

　ナースコールが押され，インターホンの向こうから「早く来てください。苦しいんです」という声が聞こえてくる。このように訴える患者は，ナースを信頼し，ナースに訴えれば今の苦しさを何とかしてくれるという思いから必死に助けを求めているのである。訪室したナースは，すぐに患者の言葉や感情，態度，行動からこの患者の「苦しさのありか」をできるだけ正確につかみ取ろうとする。そして，緊急に主治医に連絡をとる必要があるのか，背中をさすり，しばらく訴えに耳を傾けて様子を見ているだけでよいのか，とっさの判断を迫られる。つまり，日常の看護の場では，患者からの情報をナースの側が理解し，それに応答するという形がとられる。

　医療の場では，「コミュニケーションは情報伝達→理解→応答という閉鎖回路になっている」と津田司は指摘している。そのため，この回路のどこかに不十分なところがあると，患者の伝えようとしていることがナースに理解されず，ナース―患者関係に歪みが生じることになる。歪みが生じるばかりか，ともすると患者の生命を脅かす事態にもなりかねない。そして，悪いことに生じた歪みは，目に見えないところで微妙に進行してしまうことがあり，その結果，気づかないうちに深刻な感情のもつれを招くことになる。

　このように，日常の看護の場での気づかないうちに行われる不十分なコミュニケーション行動の繰返しが，医療不信などの様々なくい違いの原因になる。したがって，日常のコミュニケーションは非常に重要であるといえる。しかし，実際にはその重要性にあまり気づかずに看護をしているナースが多いのでは

## 第Ⅱ章　患者理解のためのコミュニケーション

ないだろうか。そして，日頃の不十分なコミュニケーションの結果，ナース—患者関係の溝が大きくなり，その時点になって初めて気づくことになる。

　パット・ムーアの『変装』という本の中に，イギリスのヨークシャーの近くにあるアシュルディー病院の老人病棟で働いていたナースから届けられた詩が紹介されている。その詩を書き残したのは，その病棟に入院していて亡くなった老婦人である。亡くなった後で彼女の持ち物を整理していたナースによって見つけられたそうである。

何が見えるの，看護婦さん，あなたには何が見えるの
あなたが私を見るとき，こう思っているのでしょう
気むずかしいおばあさん，利口じゃないし，日常生活もおぼつかなく
目をうつろにさまよわせて
食べ物をぽろぽろこぼし，返事もしない
あなたが大声で「お願いだからやってみて」と言っても
あなたのしていることに気づかないようで
いつもいつも靴下や靴をなくしてばかりいる
おもしろいのかおもしろくないのか
あなたの言いなりになっている
長い一日を埋めるためにお風呂を使ったり食事をしたり
これがあなたが考えていること，あなたが見ていることではありませんか
でも目を開けてごらんなさい，看護婦さん，あなたは私を見てはいないのですよ
私が誰なのか教えて上げましょう，ここにじっと座っているこの私が
あなたの命ずるままに起き上がるこの私が
あなたの意志で食べているこの私が誰なのか

私は十歳の子供でした。父がいて母がいて

1　医療の場のコミュニケーション

兄弟，姉妹がいて，皆お互いに愛し合っていました
十六歳の少女は足に羽根をつけて
もうすぐ恋人に会えることを夢見ていました

二十歳でもう花嫁。私の心は躍っていました
守ると約束した誓いを胸にきざんで
二十五歳で私は子供を産みました
その子は私に安全で幸福な家庭を求めたの
三十歳，子供はみるみる大きくなる
永遠に続くはずのきずなで母子は互いに結ばれて
四十歳，息子たちは成長し，行ってしまった
でも夫はそばにいて，私が悲しまないように見守ってくれました
五十歳，もう一度赤ん坊が膝の上で遊びました
私の愛する夫と私は再び子供に会ったのです

暗い日々が訪れました。夫が死んだのです
先のことを考え　不安で震えました
息子たちは皆自分の子供を育てている最中でしたから
それで私は，過ごしてきた年月と愛のことを考えました

今私はおばあさんになりました。自然の女神は残酷です
老人をまるでばかのように見せるのは，自然の女神の悪い冗談
体はぼろぼろ，優美さも気力も失せ，
かつて心があったところには今では石ころがあるだけ
でもこの古ぼけた肉体の残骸にはまだ少女が住んでいて
何度も何度も私の使い古しの心をふくらます
私は喜びを思い出し，苦しみを思い出す
そして人生をもう一度愛して生き直す
年月はあまりに短すぎ，あまりに速く過ぎてしまったと私は思うの
そして何物も永遠ではないという厳しい現実を受け入れるのです

だから目を開けてよ，看護婦さん——目を開けて見てください
気むずかしいおばあさんでなくて，「私」をもっとよく見て！
(出典　パット・ムーア，木村治美訳：変装，朝日出版社，1988.)

この詩に初めて出会った時，筆者は頭を殴られたような衝撃を受けた。「一人ひとりを大切にする看護」と言いながら，その人自身の都合や置かれた状況，心の動きなどに心を配ることも少なく，こちら側の価値観を持ち込み，先入観や自分の利害や都合で患者を決めつけてしまっていた自分がいるということに気づいたからである。

この詩を書いた老婦人は生存中にこの詩をナースに渡すこともなく，死後にナースの目に触れることを期待したかのように，ベッドの下にそっと忍ばせていたそうである。

私たちナースが気づかずに繰り返している不十分な日常のコミュニケーションのほとんどは，患者の胸の奥深いところにしまわれ，ナースにフィードバックされることは少ない。しかし，気づかずに繰り返されている日常のコミュニケーションが，ナース―患者関係においては，かなり重要な部分を占めているのである。このような日常のコミュニケーションを重視していくことが看護の基本であるとの考えに立ち，どのような学習を深めれば，コミュニケーションを向上させることにつながるのかを考えていけるナースでありたい。

# 2 ナースに求められる態度

## ① 患者が求めていることへの理解

### A 患者の気持ちに寄り添う難しさ

ナースと患者との出会いの始まりは，外来であれば，初めて病院を訪れた初診の時であろう。初めて病院を訪れて不安な気持ちでいっぱいな人にとって，温かくやさしく接してくれるナースがいてくれることは非常に心強いし，不安もいっぺんに軽

くなる。そして「この病院なら安心だ。自分の健康をこの病院で取り戻そう」と思い、病に立ち向かう力がわいてくるようになる。

　一方、病棟に勤務するナースの患者との初めての出会いは、患者が入院を目的に病院を訪れた時である。この時の患者の心境は、慣れない未知の環境の中で右も左もわからず、「これからどんな検査や治療がなされるのだろうか、悪い病気ではないだろうか」と、多くの不安や戸惑いを抱いているのが一般的である。こんな時、ナースからぶっきらぼうで思いやりのない言葉を投げかけられると、心細さはますます増大する。一見、元気そうに見える患者でも、病気になると体力だけでなく精神力も非常に衰えている。そんな時、切り口上に「今忙しいから、ちょっと待ってください」と言われると、非常にこたえてしまう。したがって、同じように忙しい状況にあっても、やさしく「ごめんなさい、すぐにまいりますから。ここでお待ちいただけますか」と言うべきなのである。患者のニーズに具体的に応えるという看護の実践そのものにとっては、両者の間に大きな差はないようにみえるとしても、コミュニケーションの質はもちろんのこと、ナースに対する患者の信頼にも大きな差が生じてくる。

　「コミュニケーションは言葉と言葉以外の二重構造になっていて、土台になっているのは言葉以外の沈黙の部分である。この部分は相手の神経の周辺を刺激するため、言葉より影響力が大きい」と斉藤美津子は言っている。つまり、この土台がしっかりしていないと、上部構造の言葉の部分が表面的なものになってしまうというのである。「大丈夫ですか」と言っているナースが心からその言葉を口にしているのか、上辺だけで言っているのかでは、用いられた言葉は同じであっても、コミュニケーションには大きな差が生じる。

## 第Ⅱ章　患者理解のためのコミュニケーション

　重症筋無力症と診断された長濱晴子は,「一人のナースが患者として看護を受ける立場となり,改めて看護について考えるチャンスを与えられたのだ」という思いに至るまでの道のりの険しさについて,次のように述べている.

　患者として看護を受ける立場になって感じたことは2つあります.その1つは,今まで培ってきた看護への認識の甘さを痛感し,自己反省したこと.もう1つは,私がナースであることに感謝したことです.
　ナースに対する患者の願いは「患者の声をもっともっと聞いて欲しい」ということです.それを思うと,自分が今までどれだけ患者さんの声に,心に近づいていたかを反省するばかりです.
　「病気は患者が治すもの.お手伝いするのがドクターであり,ナースである」と,頭で理解していても実際は「治してあげている.治してあげた」といった考えや「手術をすれば治る,薬を飲めば治る」といった考えに立った予測で患者さんを看ていなかったか.患者中心の看護と思い,一生懸命やっていたつもりでも,それはあくまでも健康な人の考える看護にすぎなかったのではないだろうか.健康な人には一見ささいに見える一つひとつを乗り越えることが,患者にはいかに心身共に大変であるか.健康な時には計り知れないものがあり,それだけ病む者の心と身体は複雑でした.
　また自分のことしか考えられない時期もあってイライラしたり,焦ったりしたこともあります.それを健康な人は「自分勝手」と受け取るかもしれません.しかし患者の「身勝手」を,生きていく上での必死な姿としてどれだけ理解し,受け止めていたでしょうか.大きな反省です.

　自分の患者としての思いと,ナースとしての思いには大きな隔たりがあるという事実と,ナースが患者の"病者としての体験"に添うことがいかに難しいかという指摘である.

## B 存在を認めてもらおうとする欲求への配慮

　ディール・カーネギーは「人を動かす秘訣はこの世に間違いなく一つしかない。それは"自ら動きたくなる気持ちを起こさせること"である。つまり，人を動かすには相手の欲していることを与えるのが唯一の方法である」というのである。そして，この欲していることの最大のものは，自分の存在を認められたい，尊敬されたい，という社会的価値に関係することであることは，次の言葉からも明らかである。

　ジョン・デューイは「人間のもつ最も根強い衝動は，重要人物たらんとする欲求である」と述べている。また，ウィリアム・ジェイムスは「人間のもつ性状のうち最も強いものは他の人に認められることを渇望する気持ちである」と言っている。ここに言われていることこそ人間の心を絶えず揺さぶっている欲望であるが，そのことがわかってはいても，他人の内にある心の渇きを満たしてやれる人は極めてまれである。では，このように他者にかかわることが非常な難しさを有しているとすれば，ナースは患者に対し，どのように向き合えばよいのであろうか。もちろん完璧に患者の心の渇きを癒すことは，どれほど優れたナースであってもできることではない。しかし，他人の心の渇きに耳を傾けることはできることであるし，それはナースにとって重要な役割である。

　人が自己の重要感を満足させる方法は様々であり，その方法を聞けばその人がどういう人間であるかがわかる。たとえば，「私は人の役に立てるような仕事をしたい」と言う人の場合には，看護などの医療職や，サービス業に従事するなかで生きがいを感じるであろう。つまり，積極的に他者とかかわりをもつことによって，自分の存在価値を見出し，高めていくタイプの人といえる。

　ディール・カーネギーは「相手の自己の重要感を満たす方法

▶ディール・カーネギー（Dale Carnegie）
アメリカにおける成人教育，人間関係研究の先覚者。ディール・カーネギー研究所所長として，話術や人間関係の新分野を開拓した。『人を動かす』『道は開ける』『カーネギー人生論』などの著書がある。

▶ジョン・デューイ（John Dewey）
アメリカの哲学者，教育学者。実験主義の立場を確立した20世紀前半のアメリカを代表する哲学者。

▶ウィリアム・ジェイムス（Willam James）
アメリカの心理学者，哲学者。機能主義的傾向の心理学，プラグマティズムの創始者。

> ▶カール・ロジャーズ
> （Carl Rogers）
> 1902-1987年。シカゴ郊外のオークパーク生まれ。心理学者。クライエント中心療法の創始者である。

によって，その人の性格が決まる」と述べている。カール・ロジャーズは「一個の人間は成熟に向かって前進する力と傾向を，たとえ表面に見えなくとも，その人自身の内部にもっている」と言っている。どの先達も，人間はその人なりに認めてもらいたい存在であり，自己実現を望んでいると言っているのである。人は誰でも，自己の価値観に基づいてより良く生きたいと常に願っている。だからこそ，仕事や勉強などたとえ苦しいことであってもやりとげることができる。しかし，知覚に異常が生じ，認知に歪みが生じた時にはその人が本来望んでいる方向への力の発揮はなされず，不適切な行動をしてしまうこともある。その極端な例として，時には殺人を犯してしまう人さえいる。

　では病に罹患し，知覚や認知に歪みが生じた場合には，人間の本質まで変わってしまうかといえばそれは違う。患者もまた，他人に認められることを渇望し，自己の重要感を満足させるために，他人の注意や同情を引こうとして，様々な行動を示す。その場合，患者が自らの力で病気と闘うことによって，他者から自分の存在を認めてもらうように努めるのであれば問題はないし，ナースはそのようになることを期待している。しかし，人が本来もつ弱さゆえに，自己の存在を値引きし，自己を否定したり，他者を攻撃したりする形で存在を認めてもらおうとする患者がいることは事実である。ナースは患者がこのような行動をとる可能性のあることを念頭におき，患者の心情を思いやり，配慮することが必要である。

### C　患者の心を動かすには

　膀胱癌となり膀胱を切除した84歳の男性患者が，基礎実習の学生の受持ちの候補の一人に選ばれた。この患者は，回腸導管造設術後にイレウスを起こし，創部も哆開し，今度は回復が難しいかもしれないと思われていた。

訪室するとこの患者は，昼間だというのにブラインドを下ろしたうす暗い部屋の中で，たくさんのチューブにつながれたまままじっと横たわっていた。筆者が自己紹介をし，学生の受持ち患者になっていただけないかとお願いすると，「わしにできることは何もない。今度はもうだめなような気がする」と小声でぼそぼそと答えた。そこで筆者は，「もう，今度はだめなような気がするのですね」と患者の言葉をそのままフィードバックし，患者の次の言葉を待った。この間にも，患者のやるせない気持ちがひしひしと伝わってきた。筆者はとっさに「あなたがあきらめてしまったら私たちは何もすることはありません。でも，あなたがもう一度廊下を歩いてみたい，家に帰りたいと思われるのなら私たちにもできることがいっぱいあります。あなたはどちらを選択したいのでしょうか」と問いかけた。しばらくの沈黙の後，この患者は「そうか，わしがやる気になればできることがあるのか」と口を開いた。その言葉に筆者が「はい」と答えると，今度は患者のほうから，「自分は今までも途中であきらめることが嫌だった」「今までも精一杯，人の世話もしてきたし，このまま朽ちていくのはしのびない」などと話し始めたのである。

しばらく患者の話を聴いた後，筆者は「もう一度廊下を歩くことを選ばれるのですね」と確認した。そして，昼間は部屋を明るくし，上半身を45度くらい起こすことをお願いした。するとこの人は「よし」と言って了解してくれたのである。不思議なことにこの患者は，この日を境にベッドから積極的に起き上がろうとし始め，1週間後にはベッドの周囲を歩くようになり，数か月後には退院するまでになった。

この事例は，筆者にとっても強く記憶に残る体験であった。「ナースが離床を勧めても受け入れない患者」と非難し，問題視するのではなく，動き出せないでいる患者の気持ちをあるが

▶フィードバック
（feed back）
　一般的には，結果に含まれる情報を原因に反映させ，調節を図ることをいう。ここでは患者が送ってきた情報を，相手の反応を確かめながら伝え返すことを意味する。

ままに理解しようと努めたことが，この患者を動かしたと感じたからである。

しかし，凡俗の筆者の場合には，このような体験は少なく，人を批判・非難し，苦情を言いたい気持ちになるようなことのほうが多い。「人を動かす原則の一つは"批判も非難も苦情も言わない"ことである」というディール・カーネギーの言葉を改めて心に刻んでおきたいと思う。そして，偉大な生理学者であるハンス・セリエの「我々は他人からの賞賛を強く望んでいる。それと同じ強さで他人からの非難を恐れている」という言葉もまた，心にとどめておきたい一言である。

### D 患者の話からみえてくるもの

もう15年も前のことだが，40代半ばの女性が慢性肝炎と診断されて入院してきた。入院後彼女は，毎朝，ナースが申し送りを始める頃になると洗濯物を抱えて洗濯場に行くという不可解な行動を続けていた。また，その時の彼女の両方の頬は，おてもやんのように頬紅で赤く染めた化粧がされていた。検査データのGOT，GPTも高値を示したままで安静は守られていないため，ナースにとっては奇妙で，理解しにくい患者であった。

筆者は何となく，この人の毎朝の行動と化粧のことが気になっていた。そこで入院後数日が経過してから，この人に検温の時に，「何か気にかかることがおありなのでしょうか。医師から静かに休んでいるように言われていると思うのですが，守られていないようにも思いますし，何かご事情を抱えていらっしゃるのではありませんか」と問いかけてみた。

筆者のそのような問いかけに対して，彼女の語ってくれた心の内なる世界は非常に意外なものであった。その人の話してくれたのは次のような内容であった。

「私の家族は4人なのですが夫は今は仕事をしていません。

▶ハンス・セリエ
（Hans Selye）
オーストリア生まれのカナダの内分泌学者。ストレス学説の提唱者として国際的に活躍した。

▶おてもやん
熊本地方の民謡「おてもやん」の中に歌われた女性で，両頬を赤く染めた女性をイメージして使われる。

毎日お酒ばかり飲んでいます。長男は仕事をしていたのですが数年前から行方知れずになってしまいました。今はどこにいるのかさえもわかりません。次男はかろうじて仕事をしていたのですが，4，5日前に交通事故で骨折してしまいました。生命には別段支障はありませんでしたのでほっとしています。私の家には次々に悪いことが重なりますが，よくよく考えてみると長男を産む前にできたもう1人の子どもが災いをしているように思うのです。この子の妊娠がわかった時，舅と姑から，田植えとお産が重なるので堕胎するように言われました。私はとても不本意でしたが堕ろし，水子にしたのです。堕ろした後で供養をしてやりたいと思ったのですが，この地域ではそんな風習はないと言われ，そのままになっていたのです。今年こそ盆の前に供養のための法要をしてやりたいと計画していましたが，それも私が入院したのでできそうにありません。このままにしておいたら悪いことがまだまだ起こりそうで，それを考えるとじっとしてはおれない気持ちなのです」。

　話をうかがうと，毎朝のこの人の行動も，安静が守れない理由も，よく理解できた。本人の立場に立てばもっともな行動である。そこで主治医と相談し，法要のための外泊を検討し，患者とは法要までの1か月を療養に専念できないかどうか話し合った。すると，不思議なことにこのことがあってから頬の赤い化粧も毎朝の洗濯もぷっつりとなくなり，療養に専念するようになったのである。その1か月後，熱心な療養でGOTもGPTも下がり，この患者は無事に水子の供養をすませることができた。外泊から帰った時のすがすがしい顔は今も思い出すことができる。しかし，筆者には彼女がなぜおてもやんのように頬に紅をつけたのかが今もわからない。彼女が無意識にとった，心の危機を示すサインであったのではないかと推測している。

この場合の看護に成功の秘訣があるとすれば，患者の立場を理解するために話を聴き，患者の立場から物事を見ようとしたことである。人間は他人から指示されたことはなかなか行おうとはしないし，それが苦痛を伴うものであれば拒否的な態度に出ることも多い。しかし，自分からしたいと思ったことは，たとえ苦痛を伴うものであっても行動を起こす。この女性の場合はその良い例である。

　エマーソンは「どんな人間でも，何らかの点で私より優れている。私の学ぶべきことをもっている点で」と述べた。エマーソンのこの言葉を，筆者は，他者と向かい合う時に必要な"謙虚な姿勢"の重要性を語ったものとして受け止めている。しかもエマーソンにしてこの言葉である。いわんや私たち凡俗は人の言葉に真剣に耳を傾けずしては，他人の長所はもちろんのこと，その求めるところをつかむなどできるはずもない。お世辞などはまったく無用である。相手の存在を示す言葉を十分に受け止めることで学びは深まり，嘘，偽りのない賞賛も自然に口にのぼるはずである。

　人は表面的なお世辞ではなく，率直で誠実な評価を求めている。それは患者とて同様である。先の例にある女性の1か月間にわたる熱心な療養態度に，筆者が心からの賞賛の言葉を伝えたのは当然であったし，また人間の弱さに多くのことを教えられたことも事実である。

▶エマーソン
　(R. W. Emerson)
　アメリカの思想家，詩人。ドイツ観念論，特にカント哲学の精神をアメリカに移入して超絶対主義を唱えた。著書に『自然論』などがある。

## 2　患者に接する際の心構え

### A　言葉づかいへの配慮

　筆者は20代でカウンセリングと出会い，言葉のもつ意味の深さや重さに興味を抱き，言葉と向き合うことの大切さを学んだ。しかし，50歳を越えた今も，言葉に触れることの難しさを日々実感している。ふだん何気なく使っている言葉であって

も，そのなかに自分の思いが無意識のうちに込められているからである。

　もうかなり以前のことになるが，カウンセリングのワークショップに参加した時，筆者は無意識に「〇〇さんにさせたらよい」と言ったことがある。すると，世話人の1人が「させる？」と言葉を返してきた。その時，筆者は「はっ」とさせられた。人の上に立った言い方，一段上からの「もの言い」が身についてしまっている自分に気づいたのである。

　ナースの患者に対する言葉づかいや，ナース間の話を聞いていても，上から下への「もの言い」は非常に多い。看護を勉強し始めたばかりの1年生でさえ，「患者を車椅子に乗せる」と言い，決して「車椅子にお乗せする」とは言わない。いつの間にか患者を一人の人として大切にする「もの言い」より，1個の物として扱う「もの言い」が身についてしまっているのである。そして，このような「もの言い」を繰り返しているうちに，いつの間にか患者より上位に立っているような錯覚を起こしてしまう。世話を受ける側の患者の立場に立てば，ナースの尊大な言葉づかいに抵抗を感じたとしても忠告するわけにもいかず，不愉快に思ってもほとんどの場合は黙って我慢している。そして，心の中でナースそのものを馬鹿にし否定してしまうのである。

　大段智亮は「長病になるなよ」と，私たちナースに声をかけてくれた。大段のいう長病とは，上に立ったような，偉くなったような錯覚を起こす病気，つまり傲慢病のことである。この病気は，ナースや医師，教師など，人のお世話をする立場の人間が罹りやすく，多くは病識がないという。

### B　サービス業としての自覚をもった姿勢

　「病院に行った時に患者が困るのは，その時の気分によって変わる医療者の態度である」と呉那加文は述べている。そし

て，医療者のサービス業としての自覚の低さと尊大さについて次のように述べている。

　　入院中にあるナースが言った。「私たちだっていつもいい顔はできない。嫌な気分の時だってある」。私は心の中で思った。「"だって"ではなく，"だから"ではないのか」と。

　いい顔を求められているのは何も医療者に限ったことではない。サービス業に従事する人たち皆に求められることである。しかし，医療者以外のサービス業従事者が，「私たちだって嫌な気分の時だってある」などという言うのを認める人は誰もいないし，また，彼らもそのような言い訳が通用するなどとは思ってもいない。言葉づかいや態度が悪ければ客は怒る。二度と買わないか，悪くすると苦情をもち込まれ，首にだってなりかねない。
　しかし，医療者の中にそんな心配をする人がどれだけいるだろうか。医療現場で一般的にみられるのは，患者の側が気をつかっている姿である。医療者の機嫌の悪いのを見て取ると，患者はひたすらとおりすぎるのを待つか，機嫌をとることさえある。
　つまり，"だから"いつもいい顔ができなくても平気でいられるのであり，"だから"嫌な気分の時だってある，と逆に客（患者）に苦情を言うことにもなるのである。

　「やさしいナースになるために，やさしい言葉を使いましょう」。やさしいナースだからやさしい言葉を使うのではない。やさしい言葉を使う人なのでやさしいナースと感じてもらえるのである。
　「はじめに言あり，言は神とともにあり，言は神なりき」─ヨハネ伝─
　「ことばはいのちにことばする。いのちはことばにいのちする」─岩下榮次─
　自分の使う言葉も，聞かせてもらう言葉も，生命をもってい

る。言い方を変えれば，言葉は生命そのものの叫びなのである。このような思いで一つひとつの言葉を大切に使い，聞かせてもらえる人になりたいと思う。そしてそんな努力のできるナースであり続けたいものである。

### C 面談に際しての留意事項

コミュニケーションは二重構造であり，言葉だけでなく，言葉以外の非言語的コミュニケーション（態度）の影響が大きいことは先に述べた。このことは，患者と向き合う時のナースの心構えが大きく影響するということと同じであろう。

では，具体的にどのような努力をしていけばよいだろうか。日常のコミュニケーションのなかで注意すべき点をまとめてみると，次のようになる。

> ①話すよりも，まず聞き手になるように心がける。
> ②話す時も聞く時も，相手に好意を示すように努力する。
> ③聞く時は必ずタイミングのよい相づちを打ちながら終わりまで聞き，相手の話を中断しない。
> ④話すべき時は積極的にはっきりと意見や事実を述べる。
> ⑤その場にふさわしい話題を選ぶ。
> ⑥言葉に注意する。正しく言葉を使い，自分を卑下するような言葉や相手を傷つける言葉は避ける。声量もその場に適した大きさにするように気を配る。

患者とナースのコミュニケーションは，病院の中での何気ないかかわりをとおして行われるため，ナースは日常のコミュニケーションに気配りをする必要がある。

次に，患者と話をする時や問診の時に注意すべき点について整理してみよう。

①あいさつをする：あいさつは出会いの出発であり，最初のストロークの交換である。

②話を進めるスタイルは患者に合わせる：早く話す人，ゆっくり話す人など，相手に合わせて話すテンポを変える。声量も相手の声の大きさを考慮して話す。

③心と心がふれあう場になるように心がける：服装を整え，礼儀正しく接する。お辞儀の仕方，顔の表情，目つき，座り方などすべてに気を配り，不愉快な感じを与えない。貧乏ゆすり，ペンをもてあそぶ，そわそわする，時計を見るなど，患者の注意をそらしたり，患者をいらいらさせるような動作は避ける。

▶理解的態度
→ p.92

④患者が正直・率直に応えやすいように聞き，患者の言ったことを評価するのではなく理解的態度で応答する。ただし漠然とは聞かない：患者が話している途中に評価的な意見や解釈的な意見はさしはさまない。できるだけ患者の話は最後まで聞き，意見は最後に述べる。患者の最も言いたいことを聞きもらさないように注意する。

⑤患者の感情表現に近い表現で返す：患者の言葉や沈黙の中にこもる悲しみや怒りなどの感情を，患者の表現にできるだけ近い形で表現し，返すようにする。

⑥非言語的コミュニケーションに注意する。

〈アイコンタクト〉

- 目線を合わせる：その人を大切にしている，関心を向けている，よく話を聞いているということを伝えるには効果的な方法である。
- 顔を見てうなずく：患者に共感していることを表情で表す。

〈距離〉

　患者との距離を考慮することは，ナース―患者関係をどのような質にするかという点で重要となる。人は，その人なりのパーソナルスペース，すなわち"他人がそのスペースに入る時に

了解が必要な距離"をもつという。これは，一般的には自分を中心として，前方60cm，後方30cm，両側方25cmの範囲といわれ，誰にも侵されたくない自分の占有空間である。

エドワード・ホールは「人はその時，お互いにどんな気持ちを抱き合っているかで用いられる距離を決める。これが両者の距離を決める決定的要素である」と述べている。恋人同士のパーソナルスペースは短縮されるであろうし，嫌いな者同士のそれは広げられるであろう。

看護場面において，ナースは患者のパーソナルスペースに踏み込んでケアをすることが多い。患者が「お腹が痛い」と言えば，「見せてくださいますか」と言い，直接患部を観察したり，触診したりする。このような行為はナースが医療者であるから許してもらえるのであり，誰にでも許されていることではない。このことに対してナースは，日常的なことであるがゆえに無神経になりがちだが，患者のパーソナルスペースをきちんと自覚し，患者にその領域に踏み込むことについて了解を求め，終われば踏み込んだことに対するお礼を述べることである。患者との距離が近すぎても遠すぎても，良い看護はできない。このような行為をとおして，節度のある両者間の関係が保てるのである。

〈座る角度（図8）〉

患者と話をする時は，向かい合うより，90度の角度で座るほうが話をしやすい。また，患者の状態が許すならば，寝たままの姿勢で話し合うより，患者に座位になることを勧める。寝たままの姿勢は無意識に依存の気持ちを助長し，大人としての対応を妨げるからである。

〈話すスピードと考えるスピード〉

人は考えながら話している。考えるスピードは話すスピードの約3〜4倍の速さであるため，相手の話すテンポとこちら側

▶エドワード・ホール
『沈黙のことば』『かくれた次元』で知られるアメリカの優れた文化人類学者。人類学，社会学，言語学，動物学など，超学問分野的アプローチの第一人者である。

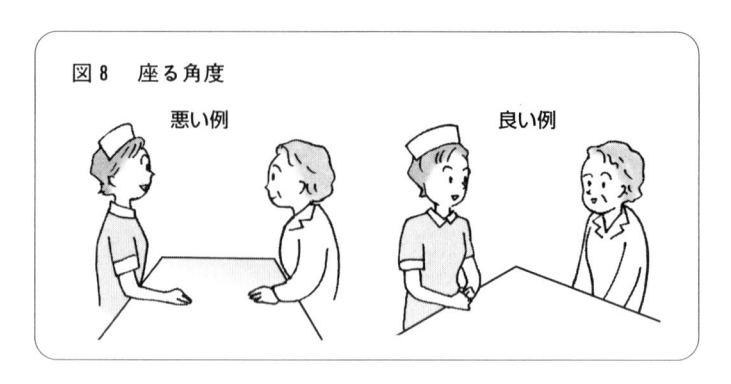

第Ⅱ章　患者理解のためのコミュニケーション

図8　座る角度
悪い例　　　良い例

が聞き取って考えるテンポには差が生じやすい。したがって，患者と会話をする時，ナースは応える前に間をおくなど，相手のテンポに合わせることを意識したほうがよい。

⑦わからない時は，自分勝手な解釈に基づいて話を進めることはしないで聞き返す。

⑧相づちをするタイミングに注意する。話を続けたいと思うときは相づちのタイミングを合わせ，話を中断しようとするときには相づちのタイミングをずらす。

以上のような点に注意して，患者とのコミュニケーションをカウンセリング・マインドで実践できるように努力していくことが，専門家としてのナースの課題であろう。

▶カウンセリング・マインド
　カウンセリング的な対応。カウンセリングの理論をベースにしたアプローチを指す。

### D　あすはの心

"あすはの心"とは，「ありがとう」「すみません」「はい」が素直に言える自分になるということである。

松原泰道によると，「ありがとう」は「南無阿弥陀仏」の「南無」の原語，namasu（梵語）から転じたもので，大いなるものを信じ敬うことを意味し，現代語に訳すと，永遠なるものに対して「ありがとう，おかげさまで」とあいさつをして人生を歩いていくことにつながるという。心から「ありがとう」と言って，感謝して生きられる自分でありたいものである。

「すみません」は，過失を詫びる言葉ではなく，出会いから恵まれた恩に対する感謝がまだすまされていない痛みの声である。「あなたのおかげで，今ここに居させていただいている。それなのに，この恩返しがまだ"すまされていない"」ことに対する「すみません」なのである。

　人間は生きている間に他者を傷つけたり，他者に迷惑をかけたりすることが何度もあるし，それなしに生きろというのは無理な注文とさえいえる。そのような負の出会いを許し合わなければ，この社会での共存もかなわない。そのなかには，悪意はなくても，ふとした言動で知らぬ間に他人を傷つけてしまっているということも多い。しかし，このような場合には相手の受けた傷に思いを寄せることもないため，その償いを怠っていることになる。つまり，弁償や補償を未払いのままに過ごしているのである。このことに対して心からの「すみません」が生まれるのである。

　「はい」は他者に対するだけでなく，まだ本当の自分に出会えていないことへの呻きだという。他者にも自分にも出会えない呻きであるのなら，「はい」と素直に返事をすることから，自分や他者に出会うことを始めてみよう。この心構えこそ「患者に何かをしてあげる」ではなく，「させていただく」心に他ならない。

　「雑宝蔵経」に［無財の七施］といわれる仏の心が示されている。これは誰にでも，どこででもできる施しである。参考までに紹介しておこう。

慈眼施（じげんせ）：慈しみの眼，温かな眼で，誰かれの隔てなく見守ること。
和顔施（わげんせ）：和やかな笑顔で誰とでもおつきあいすること。
愛語施（あいごせ）：心のこもった言葉で語りかけること。

捨身施（しゃしんせ）：身をもってできることをすすんでしてさしあげること。
心慮施（しんりょせ）：心を配り，思いやり，共に喜び，共に悲しみ，幸せを分かち合うこと。
床座施（しょうざせ）：お年寄りや体の不自由な方にはもちろん，他の人のために場所や座席を譲ること。
房舎施（ぼうしゃせ）：家や軒先など，住んでいる所を喜んで人の役に立てること。

　以上の七施は真心を施すことの一語に尽きる。ケアの専門家としてのナースも，この「無財の七施」といわれる仏の心で患者と接していきたいものである。

　しかし，この言葉を誤って受け止めると，「ナースはいつも患者の立場に立って，自分を押し殺して仕事をしないといけないのか」と反発したくなるに違いない。そのような反発の言葉が浮かんだ人に対し，筆者は，これは「ナースとしての心構え」のことであり，このような「心構え」で患者と接し，上手に自己表現のできるナースでありたいと願いつつ，自己研讃をしていく必要があると言いたいのである。

　言うまでもなく，真の自己表現とは，他者を押さえ，自分の考えを押しとおそうとする攻撃的な行為ではなく，相手の権利を尊重しながら，自分の権利をも主張することが大切なポイントである。つまり，相手を思いやる心の温かさを備え，必要だと思える時にはきちんと必要事項を伝えることができ，相手の立場を尊重しつつ自分がストロークをほしい時にはそれを要求できるというあり方である。患者は，このように肩肘をはらず自然体で，かつ理解的態度で接してくれるナースによるサービスを期待しているのである。

# 3 上手な言葉のかけ方

　あのナースはコミュニケーションが上手だとか，下手だとかいう言葉をよく耳にする。それでは，どうすればコミュニケーションが上手になれるのだろうか。

　カール・ロジャースは，医療者が自分たちの基準や枠組みで評価したり，判断したりする傾向がコミュニケーションの歪みを生じさせる原因であるとしている。しかし，ナースは自分のそのような傾向にほとんど気づかずに，患者と対しているのではなかろうか。そして，患者から相談をもちかけられた時，「大丈夫よ，がんばって」「心配ありません，うまくいきますよ」と安易に励ましたり，「そんなに弱気になってどうするんですか」と叱咤激励する。「うん，うん」と黙って患者の言っていることに耳を傾けることは少なく，「大丈夫」「がんばって」という言葉を習慣的に使い，しかもそれが最も良い方法だと信じてはいないだろうか。

　このような「がんばって」「大丈夫」「元気を出して」のような慰め，励まし型の態度を，カウンセリングでは支持的態度という。しかし，この態度は多くの場合，失敗に終わることが多い。なぜなら，この言葉も医療者の基準や枠組みから発するものだからである。

▶支持的態度
→ p.92

　ＮＨＫのアナウンサーである小六英介は，妻の看病をした体験を振り返り，「患者の神経を一番逆なでするあいさつはその日の患者の気分を飲み込まずにワンパターンで迫る態度である」と述べ，長い入院生活のなかで聞きたくなかった言葉として次のものをあげている。

　「じきに治りますよ。じきに帰れますよ」（それから，１か月

## 第Ⅱ章　患者理解のためのコミュニケーション

もかかりました)。

「大丈夫，私たちにお任せください」(翌日トイレで失神しました)。

「完璧です。最高よ。まったく痕跡もありません」(そんなはずはないのです。鏡を見ればわかります)。

「これからいろいろできますよ」(お隣の患者は強い血管収斂が起き，予期しない結果になった)。

「もう心配はいりません」(まだ次の辛い治療が待っていました)。

これらの言葉はどれも励ましや慰めの言葉としてよく使われている。しかし，患者の立場からみると，聞いていて虚しい，疲れる言葉なのである。

都留春夫は入院時の体験を次のように述べている。

優秀な看護婦になるには，患者との人間的接触ができなければならないということになっているのか，交代で回ってきて，1人ひとりの患者と短い会話をかわしていくときに，誰もがその人なりに努力をしているように見受けられた。あまり対話の好きでないらしい看護婦は，かなり無理をしているようで気の毒な感じもした。人によっては無理に，病状以外の個人的な話など持ち出さなくてもいいのにと感じることもあった。また，自分は人との対応がうまいのだということを自負しているようにみえる看護婦もある。賑やかで元気よく話しかけ，歯ぎれもよいとは思ったが，どこかわざとらしいところがあって，こちらとしては親しさをおしつけられているような感じを受け，かえって親しめなかった。こちらの気分があまりうきうきしていないときに，あまり元気よく近づかれると違和感を持ち，かえってわずらわしくなることもある。

病状や健康状態を聞かれることもあるが，それを会話のきっかけにしようとして使っているのか，1人ひとりの患者について確かめておかなければいけないこととして決まっている大事な質問をされているのかがよくわからなかった。私のところに回ってくると，ど

の看護婦もめまいと耳鳴りのことを聞いた。めまいは横になっていれば起こらないし，耳鳴りは20年近くも続いていることで変化がないから，話題として発展せず意味のない会話になってしまうので日が経つにつれて看護婦たちは，そういうことを聞いても無駄だと感じてきたらしく，だんだん何も話さなくなった。何かもう少し他のことを話しかけてくるか，こちらが何か話したいと思っていることがあるかどうかを聞いてくれればよいのではないかと思った。話すことがないと看護婦は気まずくなるらしく，見回りにきてもあまりベッドサイドに近づかない人も出てきた。そうなると，入院していること自体について，こちらがかえって看護婦に迷惑がられているのではないかという，妙なひがみっぽい気持ちになりそうになった。

　義務的に決まったことだけを聞かれるような声のかけられ方は，形式的に取り扱われているようで，あまりありがたくないが，こちらがあまりしゃべりたくないような気分になっているときは，陽気に話しかけられ，無理にしゃべらされるのもあまりうれしいものではない。要するに，自然なかざり気のないことばが一番気分よく聞いていられる。何も言うことがみつからなければ，「いかがですか」と言うだけでよい。

　回って来る時の看護婦には自分から先に話しかけようとする構えがありすぎて，患者のほうが話しかけたいと思っていることもあるのに気づかないことが多い。関心をもって相手の話を聞こうとするゆとりがないほどに，気分的にも時間的にも忙しいのであろうか。


　なかなか手厳しい評価であるが，この体験記にもあるように，患者から見たナースのコミュニケーションには一つの傾向がみられるようである。それはワンパターンで，相手をあまり見ないで一方的に迫る態度である。また，話をする時，その意図をはっきりさせないまま，大切なこともそうでないことも何となく話しかけているという点である。ナースが気持ちを込めて大切であることを伝えなければ，その思いを患者に届けるこ

とは難しい。

　話しかける時は，意図をはっきりと伝えなければ，患者の立場からすれば，ナースが何を伝えたいと思っているのか理解できない。そして，誰に対してでも同じような話し方をすることは，誰に話しかけているのかを不明確にするだけでなく，患者本人にとっては，自分がその他大勢として受け止められているように感じてしまうものである。

　考えてみれば，日常，私たちが家族と何気なく交わしている会話はこの手のものが多い。しかし，このようなかかわり方では患者の看護ができているとは言いがたい。

　都留春夫は，「患者からみた看護の本質は，治癒の過程における有形・無形の支えと護（まも）りにある。患者が病いに苦しんでいる時，ナースが時をあやまたず，適切に，適度に行ってくれる処置と世話は，患者の気持ちに安らぎと励ましを与え，専門家としてのナースの目が四六時中，自分の周りに行き届いている状態におかれているということが大きな支えとなって，患者は自分の病気に立ち向かい，打ち勝つ勇気を持ちつづけていくことができるのだ」と述べている。また，「身動きできない患者や，病状や死への不安を言葉にして言うことを恐れている患者などが，言語的，非言語的に，また時には象徴的な態度や行動で示すニーズに応じてくれるナースがいなければ，欲求不満が募り，精神的にも不安定になってしまうし，急激な病状の変化をナースがいち早く見てとって医者に連絡してくれなければ生命を保つことも難しくなる」とも述べている。

# 第III章

## コミュニケーション技法を育てる

# 1 自己啓発の方法を知る

## 1 自分の今を知る

　ある程度の年齢に達した人のなかには,「今さら自分を知る必要なんてない」と思う人もいるかもしれない。しかし,人間は不完全なるがゆえに,自分自身については意外とわかっていないものである。筆者の年齢になっても,友人から指摘されて初めて新たな自分との出会いを体験することがある。

　ジョハリの窓というものがある（図9）。これは自分自身を知る道具としてよく用いられる。それによると,私たちには以

▶ジョハリの窓
　「ジョハリ」とは,共同発案者であるジョー・ルフト（Joe Luft）とハリー・イングラム（Harry Ingram）のJoeとHarryに由来する。

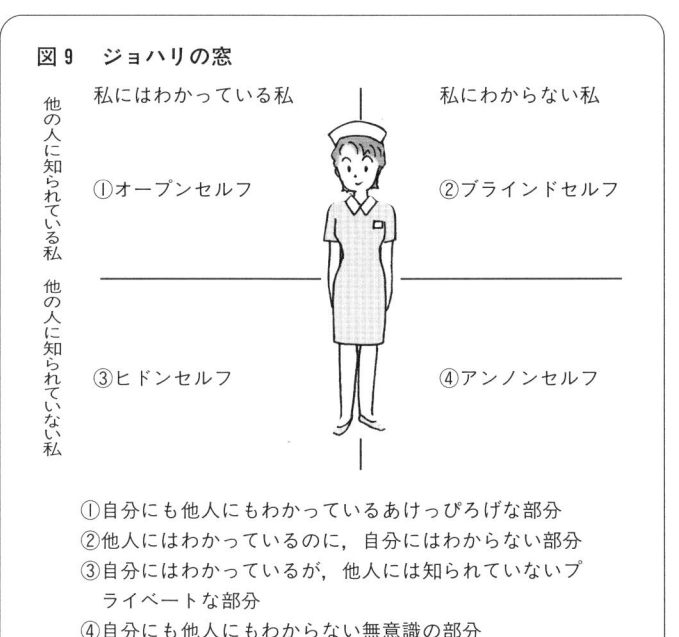

図9　ジョハリの窓

|  | 私にはわかっている私 | 私にわからない私 |
|---|---|---|
| 他の人に知られている私 | ①オープンセルフ | ②ブラインドセルフ |
| 他の人に知られていない私 | ③ヒドンセルフ | ④アンノンセルフ |

①自分にも他人にもわかっているあけっぴろげな部分
②他人にはわかっているのに,自分にはわからない部分
③自分にはわかっているが,他人には知られていないプライベートな部分
④自分にも他人にもわからない無意識の部分

下のような4つの自分を示す窓があるという。

① オープンセルフ　open self：自分にも他人にもわかっている自分，すなわち自分自身が見ている自分と，他人が見ている自分とがくい違わない部分である。

② ブラインドセルフ　blind self：「私はどんなふうに見えるかしら」「あなたは私のことをどう思いますか」など，自分にはわからないけれども他人にはわかっている部分である。この部分は他人に聞かなければわからない。斎藤美津子は「自分の性格，生活の姿勢，信条的なものなど他人は知らないわ，たいしたことないわと思っていても，絶えず他人に自分にはわからないところを聞きだしてオープンセルフをどんどん大きくし，自分も他人も知っている部分を大きくしていく，つまり，オープンな部分が大きいほどコミュニケーションはよくできて，そのぶん人間関係もうまくいく」と述べている。

③ ヒドンセルフ　hidden self：他人は誰も知らなくて自分だけが知っている秘密の部分である。大人になるということは「秘密がもてる」ということであるとよく聞くが，確かに幼い子どもは秘密がもてない。母親が「これはお父さんに内緒よ」と話したことまで「お父さん，お母さんがこれは内緒よと言っていたよ」などと話してしまうからである。子どもは自我が育っていないぶんだけ，ヒドンセルフが狭いのかもしれない。

④ アンノンセルフ　unknown self：自分も知らない，他人にも知られていない，これから伸びていく可能性がある知られざる部分である。

自分を大きく育てようと思えばブラインドセルフとヒドンセルフを介してより自分をオープンにすることにより，オープンセルフを拡大することである。このためには自分にはわからな

い自分を人の力を借りて知ろうとすることが大切である。人の意見に耳を傾ける一方,「私はこう感じます」と自分の内面をオープンにすることである。しかし,自分を知ることは容易なことではない。この点からいうと,ナースにとって患者とのコミュニケーションは,自分を知る絶好のチャンスといえる。

## 2 "わからない"という現実を知る

　自分のことであってもわからないことが多い。まして他人のことであればなおさらである。コミュニケーションは,このことを前提にして始まっている。わからないから,理解しようとして働きかけるのである。

　ナースはよく「患者を理解する」という言葉を用いる。しかし,使っているナースがこの言葉の意味を本当に理解し,また,この言葉のもつ重さに気づいているかといえば疑問である。というのは,わかったつもりになって自分の思いを一方的に患者に押しつけたり,自分のものさしで相手を測り,理解したつもりになっている危険性を感じるからである。

　人が人を理解することなどできるのだろうか。体験したこともないのに,本当に患者の辛さや悲しさ,痛さがわかるのだろうか。似たような経験には出会えても,同じ経験に出会うことはできないのではないだろうか。——考えれば考えるほど,また,数多くの患者に接すれば接するほど疑問は深くなる。しかし,辛い時や悲しい時,自分としっかり向き合ってくれるナースにそばにいてほしいと多くの患者が思っていることは,患者の言葉や多くの手記などからも読み取れることである。

　一人のかけがえのない人として受け止めてほしいのである。一人ぽっちのままで放置しておくようなことは,しないでほしいのである。

　人は人とのかかわりをとおして初めて,自分の辛さとも向き

合えるし,自分とも向き合えるように思う。人を完全に理解することはできないが,だからといって人と向き合うことを放棄することは,自分を知ることを放棄することにもつながる。自分を知ろうとすればするほど,他者とのかかわりをとおして自分と向き合うことが必要になるのである。

　一方,自分という小さな存在を基準に,他者をわかったと考えるのも早計である。自分が「他者をわかった」といくら思っても,他者が「自分のことをわかってもらえた」と思えなければ,決して両者の間に「わかり合う」関係は生まれてこないのである。「わかる」「理解する」といえる関係は,「わかってもらえた」「理解された」と感じる側の感覚があってはじめて成り立つのである。

　幼児は「なぜ？　なぜ？」と次々に疑問を発するプロセスをとおして成長する。それと同じように私たちは自分を知ることに貪欲でありたいし,また一人では生きられない以上,互いを育て合うという意味でも他者の言葉に耳を傾け,自分の思いをありのままに伝えることが必要になる。

　そのように考えると,他者とのかかわりは,"わからない"から出発する旅でもあるし,また,わかろうとする努力を重ねる旅であるともいえよう。

　その人と出会いたい,わかり合いたいと思う。その思いを体現する営みとは,岩下榮次が言うように「ただただ聴かせていただくのである」という営みなのだろうか。

　臨床の場での患者とナースの関係は,一般社会のような個と個のぶつかり合いとはやや趣を異にするし,それだけに難しい側面もある。しかし,ナースが「ただただそばにいさせていただく」というのは,ただベッドサイドに腰を下ろしていればよいという意味ではない。辛さと向き合っている患者の心と向き合うという意味である。そこには必ずしも言葉が数多くあるわ

けではない。しかし，表情や態度をとおして「あなたを看護(みまも)っています」というナースの意思を伝える営みのあることは事実である。そしてそれこそが，その人と出会いたい，わかり合いたいという思いを体現する，ベッドサイドの営みそのものなのである。

## 3 自分をみがくプロセスを知る

　サーカスに1匹の象がいた。その象が逃げないように，人々は重い鉄の玉を足に結びつけた。象は何度も逃げようと試みた。そして何度試みても失敗した結果，とうとう逃げることを諦めた。ある日，その象は鉄の玉を外してもらい自由になったが，もう逃げようとはしなかった。なぜなら，もう象の心は何回もの失敗に懲りて諦めの心に占領されていたから。

　——おもしろい話である。そして哀しい話である。しかし，果たして私たちに，この象の存在を自分とは無関係のこととして無視できるだろうか。私たち人間も，試みる前から自分の可能性を放棄し消極的になっている時は，心が諦めに占領されていることが多いのではなかろうか。その意味で私たちは，少なくても何度か現状を打開することを試みた象以下の存在であり，この象に笑われても仕方がない要素をもっているように思われる。こんな時は，まず諦めの気持ちを追い出すことである。そして，考え方を変えて，やる気をだすために有効な方法である"自分シェイプアップのコース"に乗ることである。具体的に図10に従って，どのような学習をすればよいのかを考えてみよう。

▶シェイプアップ
　余分なものを削り落とし，目的を果たすこと。

### A　考え方を変える

　考え方を変えるためには，まず自分が考えていることを自分自身が知ることである。人はその人が考えているとおりの人になると言われている。「自分はこんな人になりたい」「あの人に

第Ⅲ章　コミュニケーション技法を育てる

**図10　自分シェイプアップのコース**

①考え方を変える
　人は，その人が考えているとおりの人間になる。パーソナリティを変えるには，まず根底にある考え方を変えなければならない。

↓

②自己イメージを変える
　悪い自己イメージに気づき，変えていく。

↓

③心がまえの改革
　必ず成功するという信念をもち，成功のための具体的な目標・計画をつくる。

↓

④新しい"わたし"
　自信と積極性・明るさ・実行力。

↓

⑤積極的な行動
　職場で，家庭で，個人で──。

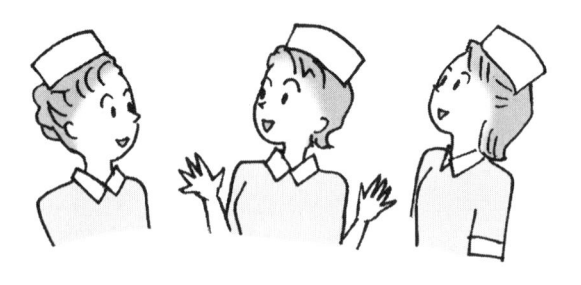

出典　野田雄三：じぶん開発全メディア〈マインドエージ別冊〉，アニマ2001，1982，p.37.

憧れる」と思っていると，知らず知らずのうちにそれらに関する情報やふさわしいと思う先輩の行動をロールモデル（お手本）として取り込んでいるのである。

　筆者はこんな経験をしたことがある。ある時，レストランに入って食事をしていると，3人の親子づれが筆者の向かい側の席に座った。3人はカレーライスとジュースを注文した。料理が届くと，親子は食事を食べ始めた。すると驚いたことに，2

人の子どもの食べ方は母親とあまりにもうりふたつなのである。さらに"しぐさ"までがほとんど同じである。子どもたちは知らず知らずのうちに、大好きな母親の行動をロールモデルとして取り込んでいるのである。

　また、こんな例もある。筆者は幼い頃、周囲の大人たちから「学校の先生になってはどうか」と何度も言われたことがある。そして、自分自身も「将来は先生になるのだ」と漠然と自分の将来像を描いていた。そんな筆者が選んだのは、看護の道であったものの、不思議なことに今はこうして、教師として学生を前にしている自分がある。これを交流分析的に述べるのであれば、筆者は子どもの時に「先生になる」という人生の物語を書きあげてしまった結果であるともいえる。成人してからの筆者は、少なくとも、ある部分はその物語をそのまま生きている可能性が大きい。筆者は「今、ここ」での現実に照らして、自分が幼い頃に決断したその決断のうえに立って、これからの人生をどう生きるのか再決断を迫られている。

　このように、人間は知らず知らずのうちに他者をロールモデルとしたり、他者から言われたことに影響を受けたりするなかで、自分の行動（性格）をつくり上げていく。そしてそれらの行動を、自分には動かしがたいことであると思い込むようになる。したがって、自分が変わりたいと思うのであれば、自分を知ることから始める必要がある。自分はどんな人で、どんな人になりたいと思っているのか、どんなことを大切にしたいと思っているのか、自分のどこが好きで、どこが嫌いなのかなど、心の奥にしまいこんでいるヒドンセルフやブラインドセルフの部分を知り、できればそのことをオープンにすることである。そして、次に、自分はどの部分を変えたいと思っているのかを知ることである。自分自身についての課題（変えたいと思っている部分）を知ることから、自分シェイプアップのコースは始

まるのである。

　以下，筆者が学生とともに実際に実施している，考え方を変えるための演習を紹介する。

> ■演習1
> ①自分の好きなところを10個，3分間で考える。
> ②自分の嫌いなところを10個，3分間で考える。
> 　それぞれ必ずノートに書き留めておく。

　どちらかといえば，自分の嫌いなところを見つけやすい人のほうが多く，好きなところが10個以上考えられる人は少ないものである。以下はある学生の書いた例である。

〈好きなところ〉　　　　　〈嫌いなところ〉
①明るい　　　　　　　　①美人でない
②誰とでも仲良くなれる　　②怠け者
③まじめ　　　　　　　　③頭が悪い
④やさしい　　　　　　　④気がつかない
　　　　　　　　　　　　⑤飽きっぽい
　　　　　　　　　　　　⑥わがまま
　　　　　　　　　　　　⑦鈍い
　　　　　　　　　　　　⑧背が低い
　　　　　　　　　　　　⑨太っている
　　　　　　　　　　　　⑩字が下手

　このような時，日頃私たちが当たり前のこととして見過ごし，感謝することすら忘れていること，たとえば目が見える，歩ける，手が動く，話ができる，耳が聴こえる，健康であることなどがどんなにすばらしいかを思い出してほしい。そうすれば好きなところはもっと容易に見つかるはずである。筆者の考えを知って，「なーんだそんなこともあるのか」と思う人もい

るだろう。しかし，ナースが出会う患者は，これらのことが不自由になり，呻吟しているから病院を訪れているのである。価値の基準をどこに置いているかという問題でもある。ナースであればまずは自身が健康のありがたさを忘れて過ごしていることをきちんと受け止め，あらためて健康のもつ意味を考え，その価値をわかろうと努力してこそ，健康に障害を抱える人の辛さも感じとれるように思う。

---

■演習2
①「私は自分の○○○のところが好きです」。
②「私は自分の×××のところが嫌いです」。
　①②を言葉にして言ってみる。

---

　自分の好きなところ，嫌いなところを口に出して言ってみることは，ノートに書き留める以上に難しい。以下に学生の例をあげてみよう。
・「私は自分のやさしいところが好きです」
・「私は自分のわがままなところが嫌いです」
　このようにして自分の言葉を音として聴くことで，改めて「私は自分のこんなところが嫌いで，こんなところが好きだと思っているのだな」という自分の思いを確認することができる。そして，このことは客観的に自分をみつめるきっかけになる。

---

■演習3
　2人1組として，お互いに相手の長所と短所を出しあう。その際，長所と短所のそれぞれを聞く側の気持ちの変化に注意する。

---

　実際に演習を行った学生によると，長所を言われると嬉しい

気持ちも起こるが、照れくさい気持ちにもなり、素直にありがとうとはなかなか言えないという。一方、他人から自分の短所を指摘されると否定したい気持ちになり、素直に認める気持ちにはなれず、言った相手に対し腹立たしさを感じたりするという。長所を言われても、また、短所を指摘されても素直に認めることはなかなか難しいもののようである。しかし、この演習をとおして、人には短所だけの人もいなければ長所だけの人もいないという事実を、事実として受け止めることは非常に大切なことである。

前に述べたストロークのうち、陽性のストロークは長所をほめることであり、陰性のストロークは短所をあげつらうことである。自分に対しても、他者に対しても陽性のストロークをしっかりと与えることが、他者との関係をつくるうえではまず大切にすべきことである。自分の良いところも悪いところも認め、そんな自分が許せる。そこから、前向きに人との出会いをつくり上げていくことが重要なのである。

---

■演習4
　お互いに自分の欠点を1つ取り上げ「私には×××の欠点がありますが好きになってくださいませんか」と言った後、握手をする。あるいは抱き合う。(たとえば「私はよく失敗をするあわて者ですが好きになってくださいませんか」など)

---

ある人はこの体験をとおして、「不思議なことに自分の欠点も含めて受け入れてもらえたようで、嬉しくて幸せな気分になる」と感想を述べている。

この体験は、陽性のストロークを得る時の方法として有効である。人はストロークを得たい時には求めてよいのであり、欠点のある人間同士がコミュニケーションをするのであるから、素直に欠点をも認め合うことが大切である。

1 自己啓発の方法を知る

■演習5
　誕生から現在に至るまでの成長の各段階に沿って，自分の人生を順々に思い出していく。ゆらぎの音楽を音量を小さくしてかけ，軽く目を閉じて誘導に従って回想する。回想の中で思い起こした事柄は自分がそのように思ったということであり，実際に起こったこととは異なる場合もあることを体験的に理解する。

誕　生　「この時の自分はどんな状態だったのでしょう。お母さんお父さんから，どんな話を聞いているでしょうか」

乳幼児　「この時お父さんやお母さんや周りの大人たちはどんなふうにあなたを育てたのでしょうか」

小学生　「あなたはこの時どんなことを思い，あなたなりにどんな決断をしたのでしょうか」

中学生

青年期

壮年期　実際の年齢を超えた時には，
　　　　「あなたはどのようになっていると思いますか。想像してください」
　　　　と誘導する。

老年期

　たとえば，幼児期に母親にひどく叱られたことが，20歳になった今もこだわりとなって残っている人は，この演習を試みた後で，「その時の母親に対する怒りの感情をいまだに処理できずにいることに気づくとともに，その時の母親を今も許せないと思っている自分に気づくことができた」といった感想を述べ

第Ⅲ章　コミュニケーション技法を育てる

ている。このように，それぞれ自分が体験した事柄をグループの中で話し合ったり，共に味わってもらったりする。

　これらの演習をとおして気づくことは，青年期にある人の傾向として，自分の欠点のみに目がいき，「自分は駄目だ，自信がない，自分には良いところがない」と思い込むなど，自己否定的な自己概念が強い点である。したがって，まずは自分の好きなところも嫌いなところも許すことの大切さに気づくことから始め，自分がどのような人になりたいと考えているのかを知ることである。そして，自分に関する思い込みについても気づきを増していくことが大切である。

### B 自己イメージを変える

> ■演習6　セルフイメージテスト
> 図11のテストで，自分のイメージをつかんでみよう。

　この演習では自己に対するイメージを客観的につかみ，悪い自己イメージに気づいて変えていくことを課題にする。

　人は誰でも人によく見られたい，よく見せたいという思いを抱いている。しかし，ほめられると素直に「ありがとう」と言うことができない。逆に，悪いところを指摘されても素直に認められず，否定したい気持ちになる。このことは先にあげた演習3からもうなずけることであろう。良いところも，悪いところも自分なのであり，100％短所だけの人もいないし，100％長所だけの人もいない。人は皆，長所だけでなく短所も合わせもっている。もちろん，これは自分も他者も同様である。そのことをまず認めたうえで，長所を伸ばし，短所を長所に変えていく努力をすべきである。その意味で図11に示したテストなどを活用して，ありのままの自分をとらえてみること，それが大事である。

### ■演習7　エゴグラムとOKグラム
各自で自分のエゴグラム（図12）とOKグラム（図13）をチェックしてみよう。

人は自分についてどのように理解しているのだろうか。交流分析では，人はすべて3つの自分をもつとしており，それらを自我状態と呼んでいる。エリック・バーンは「自我状態は，感情および思考，さらにはそれらに関連した一連の行動様式を総合した一つのシステム」と定義している。そして，バーンの直弟子であるジョン・M・デュセイが，自我状態のそれぞれから放出していると思われるエネルギーの量を目で見えるシンボルを用いて表すことを考えて，エゴグラムを発表した。日本では早くから，杉田峰康らがエゴグラム・チェックリストを開発し，検討が加えられてきた。ここでは杉田らが開発した自我状態を示すエゴグラム・チェックリスト（図12）と，基本的構えを示すといわれるOKグラム・チェックリスト（図13）を紹介する。個々のエゴグラムとOKグラムを実際に描き，自己理解を深めてほしい（第Ⅳ章　看護に生かす交流分析　参照）。

▶ジョン・M・デュセイ（J.M.Dusay）
米国カンザス州生まれの医学博士。精神医学の研究と臨床に従事しつつエゴグラム理論を開発した。米国の交流分析の創始者であるエリック・バーンの高弟である。

### C　心構えを変える

### ■演習8　物事に対する自分の受け止め方を知る
①「私は…の信念をもっている」と思いつくだけ書く（「私はやさしいナースに<u>なりたい</u>という信念をもっている」「私は日本一の保健婦に<u>なる</u>という信念をもっている」など）。
②必ず成功するという信念と成功のための具体的な目標と計画を立てる。

「なりたい」と「なる」とでは，行動化する時に違いが生じるといわれている。「…になりたい」というのはあくまでも願

第Ⅲ章　コミュニケーション技法を育てる

### 図11　セルフイメージテスト

これは自分の自己評価や自尊心のもち方に気づくための簡単なテストです。

20問あり，それぞれa〜eまで5つの項目に分かれています。それぞれ自分にあてはまると思う項目に○をつけてください。あまり深く考えずに，だいたいこうだと思われるところで○をつけてください。得点のつけ方は最後にあります。

❶私は自分自身が，
　a 非常に好きである
　b かなり好きである
　c ふつうである
　d あまり好きでない
　e まったく嫌いである

❷私の服装のセンスは，
　a 非常に良い
　b かなり良い
　c ふつうである
　d あまり良くない
　e まったくダメである

❸私は対人関係において，
　a 非常にうまくやっていける
　b かなりうまくやっていける
　c ふつうにやっていける
　d あまりうまくやっていけない
　e 全然うまくやっていけない

❹私の性格は，
　a 非常に興味深い
　b かなり興味深い
　c ふつうである
　d 及第である
　e おもしろくない

❺私の話し方は，
　a 非常に魅力的である
　b かなり魅力的である
　c ふつうである
　d あまり魅力的でない
　e 魅力的でない

❻私はグループの中で，みんなから，
　a 非常によく思われている
　b かなりよく思われている
　c ふつうである
　d あまりよく思われていない
　e よく思われていない

❼成熟度について，私は，
　a 非常に成熟している
　b かなり成熟している
　c ふつうである
　d 平均以下である
　e 成熟していない

❽私の顔は，
　a とても魅力的である
　b かなり魅力的である
　c ふつうである
　d あまり魅力的でない
　e 魅力がない

❾私は自分の能力に，
　a とても自信がある
　b かなり自信がある
　c ふつうである
　d あまり自信がない
　e 全然自信がない

❿他人による私の評価は，
　a 非常に良いと思う
　b かなり良いと思う
　c まあまあだと思う
　d あまり良くない
　e 悪い

⓫もし，生まれ変わるとしたら，私は，
　a 現在の自分とまったく同じ人間になる
　b 現在の自分とかなり同じ人間になる
　c どちらでもいい
　d かなり変わりたい
　e 別人になりたい

⓬異性が私に対してもつイメージは，
　a 非常に良い
　b かなり良い
　c まあまあである
　d あまり良くない
　e 悪い

⓭私が人に与える印象は，
　a とても良い
　b 良い
　c 平均的である
　d あまり良くない
　e 悪い

⓮私は年をとるとともに，
　a 非常に魅力的になる
　b かなり魅力的になる

## 1 自己啓発の方法を知る

c 以前と変わらない
d 魅力を失ってゆく
e みじめになってゆく

⓯私の写真うつりは,
a 非常に良い
b かなり良い
c 平均的である
d あまり良くない
e 悪い

⓰私自身の体のイメージが,
a 非常に好きである
b かなり好きである
c 普通である
d あまり好きでない

e 嫌いである

⓱もし,性格を変えることができるとしたら,私は,
a まったく変えない
b ほぼ今と同じでいい
c どちらでもいい
d かなり変える
e まったく変える

⓲私は初対面の人と会うのが,
a 大変好きである
b かなり好きである
c ふつうである
d あまり好きでない
e 嫌いである

⓳私は鏡を見るのが,
a 大変好きである
b かなり好きである
c ふつうである
d あまり好きでない
e 嫌いである

⓴私の人生観は,
a 非常にすばらしいものだと思う
b かなりすばらしいものだと思う
c ふつうである
d すばらしくない
e みじめなものである

● 得点のつけ方
a ……＋2点
b ……＋1点
c ……　0点
d ……－1点
e ……－2点

● 採点表

| | | あなたのプロフィール | こんな傾向があります |
|---|---|---|---|
| （＋）プラス点 | 40〜30点 | ・自信満々はけっこうだけどやや鼻につきます。 | （＋）点の人は<br>(Winner Script)<br>自己建設的な生き方。"今日"を全力をつくして生きているイキイキさん。未来に夢も希望も抱いています。失敗があっても,素直にその事実を認め,原因をさぐり成長の糧にします。 |
| | 29〜15点 | ・自分を肯定すると同時に相手も肯定するようにしてください。 | |
| | 14〜0点 | ・あなたは親しい人間関係を築くことができます。しかし,もっと積極的になれるはずです。 | |
| （－）マイナス点 | 1〜14点 | ・やや消極的ですが,もうひとがんばりでプラスに転換できます。がんばってください。 | （－）点の人は<br>(loser Script)<br>自己破壊的な生き方。修正不可能な過去にこだわり〈現在〉にしっかりした足場がない。現状否定的で,未来は不安と疑惑がいっぱい。失敗があると他人のせいにする傾向。自己中心的な反面,他者依存的でもあります。 |
| | 15〜29点 | ・積極的な人の前に出ると苦痛ではありませんか。孤立したり,ゆううつになりがちです。 | |
| | 30〜40点 | ・やや病的です。カウンセリングを受ける必要があります。 | |

出典　野田雄三：じぶん開発全メディア〈マインドエージ別冊〉,アニマ2001,1982,p.16-18.

第Ⅲ章　コミュニケーション技法を育てる

### 図12　エゴグラム・チェックリスト

以下の質問に，はい（○），どちらともいえない（△），いいえ（×）のように答えてください。ただし，できるだけ○か×で答えるようにしてください。

|  |  |  | ○ | △ | × |
|---|---|---|---|---|---|
| CP（　）点 | 1 | あなたは，何ごとにもきちんとしないと気がすまないほうですか。 | | | |
| | 2 | 人が間違ったことをした時，なかなか許しませんか。 | | | |
| | 3 | 自分を責任感の強い人間だと思いますか。 | | | |
| | 4 | 自分の考えをゆずらないで，最後まで押しとおしますか。 | | | |
| | 5 | あなたは礼儀，作法についてやかましいしつけを受けましたか。 | | | |
| | 6 | 何ごとも，やりだしたら最後までやらないと気がすみませんか。 | | | |
| | 7 | 親から何か言われたら，そのとおりにしますか。 | | | |
| | 8 | 「だめじゃないか」「……しなくてはいけい」という言い方をしますか。 | | | |
| | 9 | あなたは時間やお金にルーズなことが嫌いですか。 | | | |
| | 10 | あなたが親になった時，子どもをきびしく育てると思いますか。 | | | |
| NP（　）点 | 1 | 人から道を聞かれたら，親切に教えてあげますか。 | | | |
| | 2 | 友だちや年下の子どもをほめることがよくありますか。 | | | |
| | 3 | 他人の世話をするのが好きですか。 | | | |
| | 4 | 人の悪いところよりも，良いところを見るようにしますか。 | | | |
| | 5 | がっかりしている人がいたら，なぐさめたり，元気づけてあげますか。 | | | |
| | 6 | 友だちに何か買ってあげるのが好きですか。 | | | |
| | 7 | 助けを求められると，私にまかせなさい，と引き受けますか。 | | | |
| | 8 | 誰かが失敗した時，責めないで許してあげますか。 | | | |
| | 9 | 弟や妹，または年下の子をかわいがるほうですか。 | | | |
| | 10 | 食べ物や着る物のない人がいたら，助けてあげますか。 | | | |
| A（　）点 | 1 | あなたはいろいろな本をよく読むほうですか。 | | | |
| | 2 | 何かうまくいかなくても，あまりかっとなりませんか。 | | | |
| | 3 | 何か決める時，いろいろな人の意見を聞いて参考にしますか。 | | | |
| | 4 | 初めてのことをする場合，よく調べてからしますか。 | | | |
| | 5 | 何かする場合，自分にとって損か得かよく考えますか。 | | | |
| | 6 | 何かわからないことがあると，人に聞いたり，相談したりしますか。 | | | |
| | 7 | 体の調子の悪い時，自重して無理しないようにしますか。 | | | |
| | 8 | お父さんやお母さんと，冷静によく話し合いますか。 | | | |
| | 9 | 勉強や仕事をテキパキと片づけていくほうですか。 | | | |
| | 10 | 迷信や占いなどは，絶対に信じないほうですか。 | | | |

# 1 自己啓発の方法を知る

|  |  |  | ○ | △ | × |
|---|---|---|---|---|---|
| FC（　）点 | 1 | あなたは，おしゃれが好きなほうですか。 |  |  |  |
|  | 2 | 皆とさわいだり，はしゃいだりするのが好きですか。 |  |  |  |
|  | 3 | 「わあ」「すげえ」「かっこいい！」などの感嘆詞をよく使いますか。 |  |  |  |
|  | 4 | あなたは言いたいことを遠慮なく言うことができますか。 |  |  |  |
|  | 5 | うれしい時や悲しい時は，顔や動作に自由に表すことができますか。 |  |  |  |
|  | 6 | ほしい物は，手に入れないと気がすまないほうですか。 |  |  |  |
|  | 7 | 異性の友人に自由に話しかけることができますか。 |  |  |  |
|  | 8 | 人に冗談を言ったり，からかったりするのが好きですか。 |  |  |  |
|  | 9 | 絵を描いたり，歌を歌ったりするのが好きですか。 |  |  |  |
|  | 10 | あなたは嫌なことを，嫌と言いますか。 |  |  |  |

|  |  |  | ○ | △ | × |
|---|---|---|---|---|---|
| AC（　）点 | 1 | あなたは人の顔色を見て，行動をとるようなくせがありますか。 |  |  |  |
|  | 2 | 嫌なことを嫌と言わずに，抑えてしまうことが多いですか。 |  |  |  |
|  | 3 | あなたは劣等感が強いほうですか。 |  |  |  |
|  | 4 | 何か頼まれると，すぐにやらないで引き延ばすくせがありますか。 |  |  |  |
|  | 5 | いつも無理をして，人からよく思われようと努めていますか。 |  |  |  |
|  | 6 | 本当の自分の考えよりも，親や人の言うことに影響されやすいほうですか。 |  |  |  |
|  | 7 | 悲しい，ゆううつな気持ちになることがよくありますか。 |  |  |  |
|  | 8 | あなたは遠慮がちで消極的なほうですか。 |  |  |  |
|  | 9 | 親のごきげんをとるような面がありますか。 |  |  |  |
|  | 10 | 内心では不満だが，表面では満足しているようにふるまいますか。 |  |  |  |

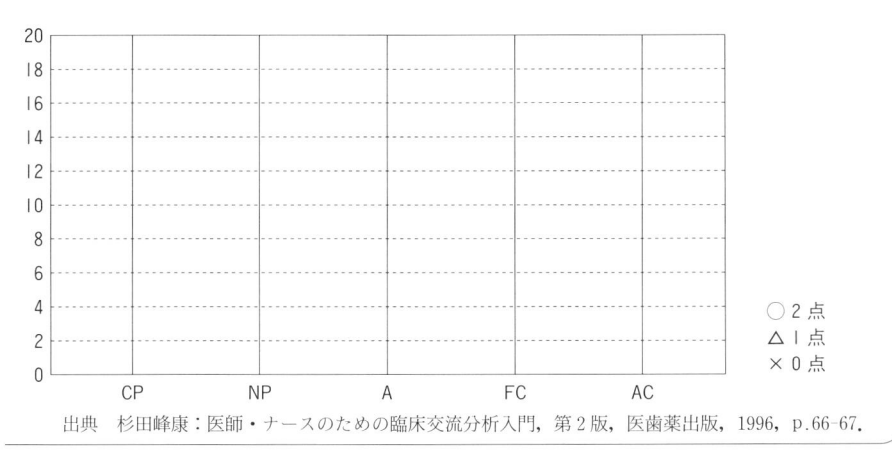

○ 2点
△ 1点
× 0点

（CP　NP　A　FC　AC）

出典　杉田峰康：医師・ナースのための臨床交流分析入門，第2版，医歯薬出版，1996，p.66-67.

## 第Ⅲ章　コミュニケーション技法を育てる

**図13　OKグラム・チェックリスト**
　次の1～40の項目の質問にあてはまれば、□の中に○、あてはまらなければ、×、またどちらともいえない場合は△を書きこんでください。

| | | |
|---|---|---|
| 1 | 私は自分自身が好きである。 | |
| 2 | 私は皆から好かれる人間ではない。 | |
| 3 | 私は生まれてから大事に育てられたと思う。 | |
| 4 | 自分の誕生はあまり歓迎されなかったと思う。 | |
| 5 | 私は根本的には人間を信用していない。 | |
| 6 | 私は今の生活で必要とされる（役に立つ）人間だと思う。 | |
| 7 | 私は自分自身をダメな人間と思うことがよくある。 | |
| 8 | 他の人のやり方や考え方が自分と違っていても特に嫌な気持ちにならない。 | |
| 9 | 相手を尊重することは、その気持ちを理解することだと思うので、努めて実行している。 | |
| 10 | 人から頼りになる人と思われている。 | |
| 11 | 私は積極的に行動をとるほうである。 | |
| 12 | 消極的なたちで、失敗を怖れて物事に手を出さない。 | |
| 13 | 時々、相手を罵倒（ばとう）したり、やりこめたりすることがある。 | |
| 14 | 私は自分のしたことをよく後悔する。 | |
| 15 | 相手が思ったとおりのことをしてくれないと、とても腹が立つ。 | |
| 16 | 人のいい点よりも、悪い点を指摘するほうである。 | |
| 17 | 私は基本的には人を信用するほうである。 | |
| 18 | 子どもを含めて、誰でも自分の意見をもつ権利があると思う。 | |
| 19 | 自分で決断して行動することがなかなかできない。 | |
| 20 | 自分の容姿には自信がない。 | |
| 21 | 自分の顔や姿に魅力があると思う。 | |
| 22 | 自信がないので、だいたい人に合わせる。 | |
| 23 | 内心では、人を助けることは甘やかすことだから、その必要はない、と思っている。 | |
| 24 | 自分の能力のうち、あるものに自信をもっている。 | |
| 25 | 人々が自己主張したり、経済的に豊かになることは良いことだと思う。 | |
| 26 | 自分の考えややり方と違う人は、できれば排除してしまいたい。 | |
| 27 | 私はたいていの人とうまくやっていける。 | |
| 28 | 他の人の生活が順調にいっている時、いいことだと喜んであげられる。 | |
| 29 | 私は人前で話す時、あまり不安になったり、あがったりしない。 | |

1 自己啓発の方法を知る

| | | | | | |
|---|---|---|---|---|---|
| 30 | 友人や同僚と一緒にいることは好きではない。 | | | | |
| 31 | 嫌いな人とでも，一緒にうまく仕事ができる。 | | | | |
| 32 | 後輩や部下が私に従うのはあたり前だと思う。 | | | | |
| 33 | 人はみな自分で物事を決める権利があると思う。 | | | | |
| 34 | 仲間が失敗しても，いつまでも責めるようなことはしない。 | | | | |
| 35 | あまり自分自身を尊敬できない。 | | | | |
| 36 | 同僚に比べ，私の他人に対する評価は厳しい。 | | | | |
| 37 | 私はあまり人をほめないほうである。 | | | | |
| 38 | 私はたいていの人がやれる程度のことはできる。 | | | | |
| 39 | 私には，人を利用して自分の立場や仕事をよくしようという傾向がある。 | | | | |
| 40 | 私はミスをしたり，がっかりすることがあっても，前向きに考えていくことができる。 | | | | |
| | | W | X | Y | Z |

　全部書き終わりましたら，○は2点，△は1点，×は0点として，縦に合計してその合計点を得点の□に書きこんでください。そして，その得点を下記の表に棒グラフで表わしてください。Aには図11のエゴグラムのA得点を記入してください。

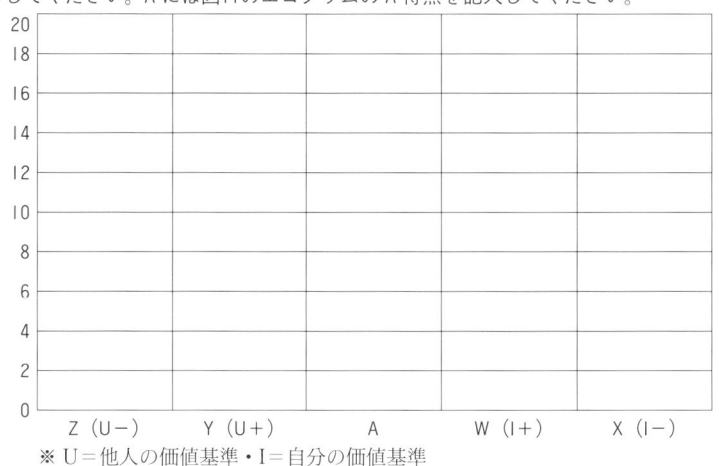

```
20
18
16
14
12
10
 8
 6
 4
 2
 0
    Z (U-)    Y (U+)    A    W (I+)    X (I-)
```
※U＝他人の価値基準・I＝自分の価値基準

出典　杉田峰康：医師・ナースのための臨床交流分析入門，第2版，医歯薬出版，1996，p.82-83．

望であって,「…になる」という決意とは異なる。この時に大切にしたいことは「なりたい」と思っているのか,「なる」と決意しているのかを確かめることである。筆者も交流分析の研修のなかで,何度となく「いつまでになりたいと言うのですか」「あと何年ですか」「死ぬまでですか」「実行するのですか」「したくないのですか」と講師に問われたことがある。この講師の問いは筆者の言葉が願望の表現であったために,「…になる」という決意の表現に導こうと試みたものである。

---

■演習9
①図10の自分のシェイプアップのコースに従って,計画したことを実施した後の結果をイメージする。
②結果が良いイメージとして描けなければ行動につながらないことを理解する。

---

オリンピックの選手でもF1レーサーでも,本番で成功するのは,必ずといっていいほど「うまくいく」ことをイメージできた時だという。F1レーサーのセナがレース途中の事故で亡くなったが,あの事故の直前に「今回のレースはうまくいかないかもしれない」ともらしていたとある雑誌に書いてあった。このことからも,どんなイメージを描くかは結果に大きく影響するといえそうである。良い結果としてイメージできるかそうでないかは,こころ構えを変えられるかどうかの大切な鍵といえる。

六浦基の詩「自分の主人公たれ」は,自己変革の呼吸を伝えるものとして興味深いものがある。そして,"自分の主人公になって生きることはすべての人間にとっての権利である"という六浦の力強い叫びに呼応するものは,それぞれの人の内に必ずあると筆者は信じたい。なぜならそれが生きるということだからである。

1　自己啓発の方法を知る

今の自分から変わりたければ
どうすれば変われるかと問うことをやめよ
ひとの顔色をうかがい
ひとの思惑を気にする生き方をやめよ
自分が自分のいやなところをきらい
否定的に見ることをやめよ

過ぎたことを悔やみ先のことを見積り考えることをやめて
有限の自分を自覚して本当にやりたいことを探し
今ここに生きよ

失敗することが権利だと
傷つく覚悟をせよ
変わらないとあきらめている
自分を捨て去る覚悟をせよ
どんないやな自分も自分自身だと認め
受け入れて愛する自分になり
哀しみ　孤独感　怒り　喜びを素直に表現すれば
おのずからひとと心が通い
戦慄し感動する自分を創りだせば出会いの世界が開く

怖れは自己中心的な妄想
矛盾や不安を感じるのは生きている証拠
ひとは変わるとき誰しも勇気がいり
悩みや苦しみを体験する
だがその悩みや苦しみには大きな意味がある
ひとには誰しも成長し適応する力がある
自分が自分の主人公になって生きることは
自分が自分に課する義務であり持って生まれた権利である
君よ
その権利を行使せよ
(出典　六浦基：カウンセリング詩―自分とひとが大好きになる―，アニマ2001，1993．)

第Ⅲ章　コミュニケーション技法を育てる

「ありのままの自分を受け入れたとき，初めて自分を変えることができるとはなんと興味深いパラドックスなのだろう」とはカール・ロジャーズの言葉である。六浦基の詩のように，自分を変えたいと思うときに，今の自分に対して否定的な判断をくだすことは決して前進につながらない。ありのままの自分を受け入れることが自分を変える第一歩となるのである。今の自分に納得がいかなくても自分の存在をかけがいのないものであると信じ，自分を受け入れる努力をしよう。そうすることで，自ずと自己実現への道が開き，ケアする患者の自己実現をも助けることができるのである。

## 2　態度のあり方を知る

ナースとして患者に接する時は，望ましい態度がとれるように心がけるとともに，自分のとっている態度に敏感であることが求められる。

▶ポーター

*An introduction to Therapeutic Counseling* の中で，カウンセラーの態度について説明した。それによると，カウンセリングや精神治療的な場面で患者と医療者の間に成立する関係は，評価的，支持的，解釈的，理解的，の5つに分類される。

ポーターは態度分析の中で「人に接する時に人がとる態度には5つの態度がある」と述べている。津田司は，これに逃避的態度を加えて，面接者の態度類型を，評価的態度，解釈的態度，調査的態度，支持的態度，理解的態度，逃避的態度の6つに分類している。

これらの態度と言葉の技術につき，指示的技法と非指示的技法に分けて整理してみると**表2**のとおりになる。それぞれの態度に応じた言葉の技法を知ることは，ナースが患者とのコミュニケーションのなかでとっている態度を知る時の手がかりになる。また，態度にふさわしい言葉を使うことは，理解的対応ができるようになるための練習になる。

## 2 態度のあり方を知る

表2　態度の種類

| 基本的態度の類型 | | 言葉の技法 | |
|---|---|---|---|
| 操作的対応（指示的技法） | 評価的態度：基準照合型 (evaluative attitude) | 是認または否認・非難 | 説得・行動の指示・情報の提供 |
| | 解釈的態度：原因説明型 (interpretive attitude) | 解釈 | |
| | 調査的態度：原因究明型 (probing attitude) | 直接的質問法 (closed question) | |
| | 支持的態度：同情，不安軽減型 (supportive attitude) | 激励・保証 | |
| 非指示的対応（理解的技法） | 理解的態度：受容・共感型 (understanding attitude) | 簡単な受容（相づち） / 内容の繰返し 〉受容 | |
| | | 感情の反射 / 感情の明確化 〉共感 | |
| | | 自由質問法 (open-ended question) | |

その他：逃避的態度 (avoiding attitude)

## 1  評価的態度  evaluative attitude

　評価的態度とは患者の考え方や感じ方，態度について正しいとか正しくないとか，良いとか悪いとか，適当であるとか適当ではないなど，こちら側から判断・評価し，それを患者に伝える態度である。結局，「こうすべきだ」「あなたは間違っている」とお説教をすることになり，患者の立場から見ればこの態度のナースは自分の価値観を押しつけ，自分を理解しようとしてくれないタイプに見える。

　具体的な場面で，その例をみてみよう。

　ナース：ご気分はいかがですか。

▶指示的技法
　操作的対応ともいわれ，リードの多いクライエントを誘導する技法である。

▶非指示的技法
　理解的対応ともいわれ，リードの少ないクライエントの歩みに合わせた対応である。

患　者：今朝からお腹が痛くてお腹を下しています。
ナース：冷たい物をとりすぎるからですよ。一度にたくさん食べてはいけませんね。
患　者：昨日は冷たいものはあまりとっていないし，食事も指示されたものしか食べていないのですが。
ナース：それなら，夜寝ている間に冷えてしまったのでしょうね。
患　者：そうでしょうか。

このタイプのナースに出会うと，必ずといってよいほどその結末は「そうでしょうか」となる。自分と患者とのやりとりを思い出し，このような場面が多い時には自分の態度が評価的になっていることに気づくことが大切である。

## ② 解釈的態度　interpretive attitude

「これはこういうことからきているのだ」「それはこうなんだ」などの因果関係で説明する態度で，患者の言ったことや，感じたことについて一定の解釈をし，患者に伝える態度である。

ナース：どうかなさったのですか。お寿司なんか食べて。さては食事制限にうんざりしているのでしょう。
患　者：違うんだ。もうほっといてくれ。
ナース：そんなことをおっしゃるなんて，慣れない入院でストレスがたまっている証拠ですよ。
患　者：うるさいな，そうやって頭ごなしに決めつけないでくれ。

この場面でみられるのは上下の関係であり，ナースは患者の上位者としてふるまっている。この場合，ナースは自分勝手な解釈を押しつけようとする。そしてその解釈は患者の実際とは違っていることが多い。その結果は，患者を怒らせるか不快に

させることになる。

## 3 調査的態度 probing attitude

様々な情報を集めるために、あれこれと話してほしいと要求する態度である。ナースに最も多くみられる態度で、診断的態度といってよい。

 ナース：何か心配なことはありませんか。
 患　者：ええ、いろいろあります。明日の検査のことも心配ですし、病気のことも心配です。
 ナース：明日の検査のどこが心配なのでしょうか。
 患　者：いろいろです。
 ナース：いろいろと言っても。なかでも一番気にかかることは何ですか。

　これは次々に質問を投げかけるやり方である。患者の立場に立てば、そんなにいろいろ聞いて、一体どれだけのことをしてくれるのかと言いたくなる。この態度は情報を集めるためには有効な方法であるが、患者自らが自分の問題に取り組むための手助けにはならない。人間関係（ラポール　Rapport）、すなわち信頼関係ができあがる前にこのような態度をみせられると、相手はやりきれない気持ちになる。したがって、詳細な情報を得ることが必要な時は、十分な人間関係ができるまで待つことである。そして、どうしても情報を得たい時には、質問の意図を明確に伝え、協力を得ることである。

　ナースが日常の看護場面でとる態度は、この評価的、解釈的、調査的の3つの態度を混合したものが多い。これら3つの態度はそのどれをとっても患者の上位に立ち、第三者として患者に「何かをしてやる」という迫り方で、患者は一方的で受け身的な立場になってしまう。

▶ラポール
　信頼関係ができたことを「ラポールが成立した」という。ラポールを成立させるには、共感的な理解を示せるかどうかが重要なポイントになる。

## ④ 支持的態度　supportive attitude

　患者の不安や恐れや心配な気持ちなどを緩和して，落ち着かせようとするやり方である。「心配しなくてもよい」「大丈夫です」「みんなもそうなんです」などがそうである。このような言い方は，日常の対人関係のなかでよく出会うことである。これは温かい同情的態度で，一応はやさしい態度であるため，先の3つの態度より人間的であるということができる。しかし，この温かさには，患者の置かれた状況や問題に正面から対するという点での厳しさが欠けているので，真の人間的な援助という点においては失敗することが多い。そのことは，先に述べた小六英介や都留春夫の体験からもわかる。

　患　者：明日の手術のことを考えると心配で，心配で。
　ナース：大丈夫ですよ。心配はありません。皆さんそのようにおっしゃいます。

　患者はやっとの思いで不安をうちあけたのかもしれない。このような対応によって，その思いをナースに受けとめてもらえず，かわされてしまったのだと患者は感じてしまうことだろう。
　また，「大丈夫です。手術の成功率は95％です」言われると，患者の立場からすれば後の5％の失敗例に自分が入る可能性があるという方向で考えてしまう。安易な励ましはかえってありがたくないのである。

## ⑤ 理解的態度　understanding attitude

　これはナースが患者に対してとる態度のうち，最も望ましいものであり，患者が表現している感情，ものの見方，考え方などをナースの側が正しく理解しているかどうかを確かめようとするものである。「あなたの言ったことはこういうふうに聞こえたが，これで正しいのだろうか」「こんなふうに聞き取った

が，私はあなたの言ったことをぴったりとらえているのだろうか」と相手の言葉のなかにこもっている言葉を歪めないで正しく受け取っていこうとする態度であり，カウンセリング的対応とも受容的対応，共感的対応ともいわれる。この態度にふさわしい言葉の技術としてスナイダーは，簡単な受容，内容または問題の繰り返し，感情の明確化の3つをあげている。簡単に説明すると以下のとおりである。

①簡単な受容　simple acceptance：「うん，うん」「はい」「なるほど」などといったいわゆる相づちである。否定，肯定，あるいは違った見方，同情などをいっさい含まず，単純にそのまま受け止める対応である。

②内容または問題の繰り返し　restatement：相手の言葉や話の内容をそのまま繰り返すことである。簡単な受容と同じように評価や解釈などをいっさい持ち込まないで，ただ相手の言ったことを繰り返すだけである。フィードバックするとはこのことをいう。

③感情の明確化　clarification of feeling：言葉の技術としては一番難しいものといえる。相手の言葉のなかにこもっている感情や情緒的な調子をこちらの言葉ではっきりと表現してみるような応答である。

患　者：この頃，よく夢をみるのです。やはりわたしの病気は悪いのでしょうか。

ナース：自分の病気は悪いものじゃないかと思うのですね。

患　者：ええ，そうなんです。なかなか思うようによくならないし。

ナース：うん。思うようによくならない。

このようにナースが理解的態度を示すと患者は安心し，自分の気持ちを話しやすくなる。そして不安な気持ちを理解してくれる人がいるので，少しずつ自分の気持ちと向き合っていくこ

▶受容的対応
　理解的対応。相手の枠組みで理解しようとする対応。
▶共感的対応
　相手が感じている，言っている意味内容をそのまま感じ取らせてもらおうとする対応。
▶スナイダー
　治療的面接におけるカウンセラーの発言がクライエントの発言に及ぼす直接的効果について研究し，発言分析としてまとめた。

とができるのである。

## 6 逃避的態度 avoiding attitude

自分にとって苦手な人やうるさい人，癌の末期でなすすべのない患者などを，無意識に避けようとする態度である。訪室する回数が減ったり，用事がある時以外はできるだけかかわりをもつまいとする態度である。

患　者：この頃の看護婦はなってないなー。わしの言うことを少しも聞かん。

ナース：すみません。今忙しいので後で来ます。

このようにとりあえず患者のところから離れようとする姿勢，つまり"君子あやうきに近寄らず"の態度である。この態度をとっている限り，患者との距離はますます離れ，両者の関係は崩れていく。

▶ T・パーソンズ
　アメリカの社会学者。医療のなかでの社会学的問題について論じている。

T・パーソンズは，医療者に嫌われる患者のベスト4をあげている。これによると，第1は，医学的コントロールの難しい患者，すなわち死の直前の患者や急変の可能性のある患者などであり，第2は人間的に治療関係の維持が難しい患者，すなわち痴呆傾向のある患者やコミュニケーションがとりにくい患者などである。第3には，医療者にとっておもしろくない（キュア面，ケア面で工夫を要するなどの刺激を受けられる場面がない）わりに手のかかる患者，すなわち高齢者や慢性疾患患者である。第4は自己破壊的な患者で，この類型には自殺を図ったり，やけになる患者が入る。このような患者には当然，ナースも苦手意識をもちやすく，意識して努力をしなければ逃避的態度を取りやすい。

以上述べたように，患者と接する時に私たちのとる態度は様々であり，そのような態度が両者の関係を大きく左右する。

また，患者―ナースの触れ合いの場で，ナースは患者の言葉にとらわれやすいし，その言葉によって，患者に対する態度が引き出されるという側面もある。しかし，ナースとしては，患者の言葉の表面的な意味にとらわれることなく，相手の心を理解しようとする態度こそが求められる。

## 3 質問の仕方を知る

　看護過程の展開のためには，的確な患者の情報収集がまず必要になるというのは，よくいわれることである。そして，この情報収集を有効なものにするためには，目的に応じた質問方法の工夫が必要である。また，質問をする時，その質問の意図を相手に明確に伝えておくことも大切となる。

　ナースの用いる質問の方法には，直接的質問法，自由質問法，中立的質問法，重点的質問法，多項目質問法の5つの形式がある。以下に一つひとつの質問法について，例を示しながら説明していくことにする。

### 1) 直接的質問法 closed question

　調査的態度の時に用いられる方法で，「YES」か「NO」で答えを要求する質問である。たとえば，以下のようなものである。

「お腹は痛いですか」
「お肉はお好きですか」
「お熱はありますか」
「お姑さんとはうまくいっていますか」
「お仕事はお好きですか」

　これらの質問は，身体症状をすばやく聞き出す時には有効な

方法であるが，職場の問題や家族関係，個人的悩みなどの心理・社会的な情報を得ようとする場合には無理がある。したがって，この質問法は患者の本当の気持ちや考えを知るためには用いないほうがよい。

## ② 自由質問法 open-ended question

状況に応じて自由に答えられる質問法で，患者の思いや考えを知るためには有効な方法である。身体的なことでも，心理・社会的な側面でも，患者の思っていることをそのまま引き出すためには有効な方法である。

「どんな状況でしたか」
「日常の生活はどのようになさっていますか」
「お子様の様子についてお話しください」
「病気についてどのように思っておられますか」

このような聞き方をされた患者は，ナースが自分のことを理解しようとしてくれていると感じ，心の内面を話しやすくなる。この方法はカウンセリングの場面でもしばしば用いられる質問法の一つである。言葉の技法としては開かれた質問といわれ，非指示的技法のなかの理解的対応になる。しかし，話の内容を具体化させるまでに長時間を要するので，情報を得ようと思う時には中立的質問法や重点的質問法を用いて，話の焦点を明確にする必要がある。

## ③ 中立的質問法 neutral question

▶簡単な受容
→ p. 93

ナースの意見や考えを入れずに患者の話を促進させる質問法である。これは簡単な受容ともいわれ，②の自由質問法と同様に，非指示的技法のなかの理解的対応になる。

「と言いますと」
「どういう意味でしょうか」

「具体的にお話しください」
「それで？」
　上記のとおり，この質問法は相づちに近いものである。相づちや中継ぎを入れることで患者の話が促進され，患者の考えや気持ちを引き出すことができる。

## ４　重点的質問法　focused question

　自由質問法である程度の問題点を把握した後に用いる質問法で，あることに焦点を絞って質問をしていく方法である。形式としては自由質問法で聞くことが多く，直接的質問法で聞くことは少ない。
「痛い部位についてもう少し詳しく話してください」
「痛い時には具体的にどのように行動されますか」
「悩みがあるとおっしゃいましたが，どのようなことでしょうか」
「動きたくないと言われましたが，そのことについてもう少し詳しく話していただけませんか」
　上記のように，状況をより詳細に知りたい時に用いる質問法である。このような焦点を絞った質問をすることにより，患者の問題が具体化される。そして，患者一人ひとりへの個別のかかわりが可能になる。

## ５　多項目質問法　multiple question

　ナースの側が選択の内容を限定して質問する方法である。話の要領を得ない相手，たとえば高齢者や子どもなどに用いると答えが返ってきやすい。
「痛いところは右ですか，左ですか」
「薬はお飲みになられたのですか，お飲みにならなかったのですか」

「薬をお飲みになりますか，我慢されますか」

実際のコミュニケーションの場では，理解的な対応である自由質問法で開始し，中立的質問法や重点的質問法を用いて，患者の考えや気持ち，ナースに対する希望を把握することが望ましい。相手の状況に合わせて話しやすい場をつくり出すことが，コミュニケーションの方法として重要であることは言うまでもないだろう。

## 4 質問の受け方を知る

胃癌の末期である60歳の男性患者を学生とともに担当したことがある。彼の顔色は悪液質のため土色であった。治療は対症療法のみで，この患者はじっとベッドに横たわっていた。「はじめまして」とベッドのそばに行き声をかけると，彼は「もう治らんのじゃろう。わしの病気は」と問いかけてきた。患者にとっては精一杯の問いかけである。筆者は一瞬たじろいだが，「もう治らないような気がしておられるのですね」と，患者の言った言葉を手がかりに問いかけてみた。彼は「うん」とうなずいて，私の顔をのぞき込むように見る。やりきれなさが伝わってくる。

筆者は「やりきれませんね」と言った後，しばらく患者の手を握り，後の言葉を発することを躊躇した。何もできない自分がやりきれなくもあった。患者の「生きたい」「死にたくない」という思いが痛いほど伝わってきた。「まだ死にたくないですよね」と言ってみた。口は汚れ，口臭も強く何日も歯を磨いていないように見えた。もうこの患者に残されている時間は少ない。

その時，患者の妻から「じっと寝ているだけなのですよ」と

言葉がはさまれた。

　そこで「あなたが今,一番なさりたいと思っておられることは何でしょうか。何かされたいことはありませんか」と問いかけてみると,しばらくの沈黙の後,「冷たいそうめんが食べたい」という返事があった。そこで筆者は,早速そうめんを用意しようと考えた。妻に売店から買ってきてもらい,部屋のコンロでゆで,氷で冷やした。妻と学生がそうめんの用意をしている間に,筆者は寝たままでできる歯磨きを勧めた。歯磨きをした後の口元はさっぱりして,心なしか元気になったように見えた。それから,患者はできたてのそうめんを口に運んだ。「おいしいなー」と2口,3口食べた。多くは食べられない。しかし,満足した顔をしている。「食べたかったそうめんが食べられてよかったですね」と皆で喜んだ。久しぶりの笑顔である。

　翌朝,訪室するとさっぱりとした口元である。「今日は自分から歯を磨くと言って歯磨きをしました」と妻も嬉しそうであった。

　質問は思いがけない時に患者から発せられる。そして,その質問が,看護の展開の始まりとして重要なきっかけとなることが多い。しかし,面接場面での質問は,ナースの質問に答えたくなる気持ちと,答えなければならないという強迫観念が災いし,しばしば失敗に終わる。その場合,なぜ患者がその質問をしているのかをわかろうとすることが大切となる。質問を受けた時も話を聞く時も重要なことは,患者の言わんとすることをわかろうとすること,つまりナースの側の理解的態度である。

# 5 訴えの受け止め方を知る

　患者から質問を受けた時は理解的態度が望ましいと先に述べ

た。そして，この理解的態度のことを積極的傾聴の態度（Active Listening）という。何か問題を抱え，悩んでいる患者の話を聴く時に必要な態度である。では，なぜ患者の話に耳を傾けることが大切なのだろうか。それは以下の2つの理由による。

・患者自らが患者自身の考え，思考，感情に出会うため。すなわち，なぜこんな問題が生じたのか，それはどうしてなのかを自分自身がどのように感じ，考え，行動しようとしているのかを知るため。
・患者自身が変わっていくことにかかわっていくため。

　ナースは，患者が自らの問題に積極的に取り組めるように患者を援助するのである。この場合は理解的態度でただひたすら聴くことである。鷲田清一も「聴くことが，ことばを受けとめることが，他者の自己理解の場を劈（ひら）く」と述べている。この言葉を受けとめるとは，まさに患者の心のささやきを聴かせていただくことであろうと私は考える。

　しかし，この聴く態度は日常の私たちがとる態度とはかなり異なる。患者との間に援助関係ができるとすれば，こちら側に次のような態度条件があると大段智亮は言っている。

・受容と尊重の態度がある。
・共感的理解の態度がある。
・真実性と純粋さがある。
・上記のような態度を伝達する努力がある。

　これらの態度についてカール・ロジャーズは「私が他の人との間にこの種の関係をいつもつくりあげられるというのでは決してない。そして，私自身，自分のなかにこうした条件をつくり得たと感じたとしても，相手のほうがあまりに打ちひしがれた状態であるために，そこに差し出されたものを感受できない場合も時にはある。だが，私は言いたい。私がもし今言ったよ

うな態度を私自身のなかにもち続けて、それを幾分かでも他の人が体験することができたなら、その時は変化と建設的な人格的発達が必ず起こるのである。そして、この必ずという言葉をここに入れた背景には、ただただ、長くかつ細心な研究があることを言っておきたいのである」と述べている。

## 1 受容と尊重の態度

カール・ロジャーズは「他人やその人の感情を心から受容することは、理解すること以上に困難であり、決して生やさしいことではない。私に敵意をもっている人を私は本当に許せるのだろうか。他人の怒りをその人自身の真実で正当なものとして受容できるのだろうか。人生とその問題の見方が私とまったく異なっている人を私は受容できるのだろうか。私を敬服し、私を見習おうとしている人を受容できるのだろうか。受容ということはこれらすべてのことを含んでいるのである。それは容易に得られるものではない」と述べている。

私たちは、それぞれの人に個別性のあることを忘れがちであり、なかでも共通の言葉をもつ人の場合には、「誰でも自分と同じように感じ、考え、信じなければならない」と思い込んでしまう傾向がある。また、マスコミュニケーションの発達した現代は、一層このような傾向が強くなっており、日本人であればほぼ同様の考えをもっていると思いがちである。私たちの日常生活はこのような人間関係のなかにあるわけである。それゆえ、看護の場面でナースがこの受容と尊重の態度をとることには困難な面も多いのであるが、その一方で、だからこそナースが援助者としてこのような態度をとる意味合いが深いことも事実である。

受容と尊重の態度とは、相手の気持ちや状況を素直にありのままに認め、それ以上でも、それ以下でもない態度をとること

である。「こんな病気になってしまい死んでしまいたい」と言う患者に，「こんな病気になってしまい死んでしまいたい気持ちなのですね」と患者の気持ちや状況を素直にありのままに認め，応じる態度なのである。

## ② 共感的理解

　人が，それぞれ独自の世界を形成して，独自な存在として生きたいと考えていることは前に述べた。このように，人は独自の存在であるがゆえに，一つの現象に対しても人によっていろいろなとらえ方をする。おおげさな言い方をすれば，日常のありふれた出来事に対してさえも，まったく同じように知覚する人は一人としていない。たとえばある人は「赤い」と言い，ある人は「黄色だ」と言い，ある人は「緑色だ」と言う。そして，自分の見方が正しいと思い込み，「赤だ」と言った人は黄色や緑と言った人に，「あなたが間違っている」と指摘したくなる。そして「そう見えるお前がけしからん」とやっつけたくなる。決して「赤だと思うのね」「黄色だと見えるのね」「緑だと思うのね」と，お互いの言った意味や内容を受け止めようとはしない。つまり共感的理解をしようとはしない。

　大段智亮はこの共感的理解について，「あらゆる物があらゆる人間に対して，その意味内容が大きいことも小さいこともまた全然ないこともあるという事実を大切にしなさい」と述べている。それは，その人の独自の世界から感じ，言葉にしている「意味内容」をそのまま感じとらせてもらう，つまり「黄色に見えた」「赤く見えた」「緑に見えた」と言うその人の意味内容を味わわせてもらうことの大切さの指摘である。

## ③ 真実性と純粋さ

　日常生活のなかでも看護の場面でも，自分を抑えて相手に合

わせるということがしばしばある。本当は嫌だと思っていても，表面的なしぐさや言葉のうえでは嫌だということを隠し，相手に合わせるのである。その時，外面的な表現と本当の自分の気持ちとは一致していない。このような状態を不一致の状態といい，「純粋さ」に欠けた「真実さ」のない態度という。このような態度は，社交的な雰囲気をつくる目的の場合にはある程度有効に働くが，少なくとも相手の力になりたい，相手と人間として前向きな方向に進んでいきたいと願う時の援助としては意味をもたない。

カール・ロジャーズは「真実であること」こそきわめて重要だと言い，「真実を追い求めて悪戦苦闘している人に援助するとは，私自身の内にある純粋で雑念のない真実性を差し出す以外にない」とも言っている。私たちはややもすると，かっとなって自分の心を見失い，感情の興奮に引きずられて自分でも驚くようなことをやってしまうことがある。このような自己喪失的・自己分裂的な態度であっては，援助関係はつくれない。

「この人にはこう接していけばうまくいく」とか「相手に合わせて」などということはよく耳にするが，人間関係はそんな操作的なことではつくれないはずである。どんな人であっても立ち上がって自分の足で歩き出すのに必要なものは一つである。その一つのものとは「援助的な人間関係の体験」なのであり，さらにそれはこちら側の態度—受容と尊重，共感的理解，純粋さといった1組の態度条件—によって成立するのだと大段智亮は言っている。

このようにみていくと，積極的傾聴がいかに難しいことであるかということをあらためて思う。そして，援助，指導をする仕事が，いかに大変であるかを再認識する。積極的傾聴とは，その人自身がもともともっている力から発せられる心の声や言葉を聴かせてもらうことなのである。

第Ⅲ章　コミュニケーション技法を育てる

　カール・ロジャーズは，「個人というものは，成熟に向かって前進する力と傾向性をたとえ目に見えなくても潜在的にもっているものだ」と言う。ナースがこのような人間観に立ち，患者自身のなかに育まれている力を信じて，援助的な人間関係ができるような態度条件を少しずつでも身につけていくより他に，援助者としての前進はないように思える。

　「馬を水辺に連れて行くことはできるが，水を飲ませることはできない」という諺があるが，これは無理やりに行動を変えることやさせることはできないとの戒めである。私たちナースが保健指導によって患者をある程度まで指導することはできても，患者の意思そのものを強制的に変えることはできないことと同じである。

## 6　"沈黙"の意味を知る

　面接場面で起こる沈黙について考えてみよう。患者が面接の途中で黙ってしまい，どうしてよいか困ってしまった経験はほとんどのナースがもっていると思う。

　面接の時に起こる沈黙は，質問と並んでナースが試される時であり，最も対応が難しい。こんな時，のんきなナースや気の強いナースは自分の言ったことをわかってくれたのだと思ったり，言い負かしたと得意になったりする。

　マックス・ピカートは「沈黙とは決して消極的なものではない。沈黙とは単に"語らざること"ではない。沈黙は一つの積極的なもの，一つの充実した世界として，独立自尊しているのである」と述べている。

　ナースのなかには，自分の学生時代を思い出し，先生に頭ごなしに注意を受けた時，先生への抵抗として示した沈黙や，恋

▶マックス・ピカート
　真の沈黙，すなわち愛の沈黙，理解や信頼の沈黙などが失われた現代世界の不幸をえぐりだして「沈黙の形而上学」を論じた。詩人であると同時に哲学者でもある。著書に『沈黙の世界』がある。

人と語らう時の沈黙を思い出す人がいるかもしれない。この沈黙にもそれぞれ意味があり，前者は先生への拒否的感情の沈黙であろうし，後者は愛の沈黙であろう。

このように，表面的には沈黙という一つの行為ではあっても，患者の内面では活発に心が動いているのである。では，面接場面で起こる沈黙にはどのような感情的な意味合いがあるのかまとめてみよう。

①相手に対する拒否的感情：「このナース嫌いだなー。顔を見るのも嫌だ。早くこの部屋から出て行ってくれ」などと考えて沈黙している。
②話をすること自体に対する拒否的感情：「話をしたくない。今は話せない。話しても無駄だ」などと考えている。
③戸惑いの沈黙：「どのような表現で言えばよいのかわからない」「何か落ち着かない」という困惑した気持ちが起こっている。
④是認や忠告を求めている沈黙：アドバイスや忠告を期待している。
⑤何か新しく一歩前進できそうで考え込んでいる沈黙：自分の問題について一生懸命考えて，自分の内面を見つめている。

このように，一言に沈黙といっても，そのなかに込められている思いはまちまちである。ここで大切なことは，どのような沈黙であっても，その沈黙のなかに語られている意味合いを読み取ることである。そして，患者の沈黙のなかに込められているメッセージを理解し，「今は話をしたくないと思っているのですね」「何か落ち着かない感じなのですね」など，このように聴かせていただきました，と患者に返してみることである。

しかし，実際にやってみたことのある読者なら実感があると思うが，沈黙の意味合いを聴くことはそれほど簡単なことでは

第Ⅲ章　コミュニケーション技法を育てる

ない。黙って患者が話してくれるまで待てずに次々に質問を浴びせてしまったり，こちら側の思いを一方的に言ってしまったりして，患者の話が聞けなくなってしまうことが多いのである。その結果，患者－ナース間のコミュニケーションに歪みが生じてしまう。

　では，上の①～⑤の沈黙のなかで，黙っていたほうがよい沈黙とはどれであろうか。それは沈黙の意味・内容から考えてみればわかる。①～④の沈黙はそのまま続けても何の意味もない。しかし，⑤の沈黙は，沈黙を続けることに意味がある。このように，沈黙のなかに込められている沈黙の積極的な意味合いを生かすことは，面接の意味合いを深めることにもつながるのである。

## 7　援助内容の階層を知る

　楡木満生はカウンセリングの階層を図14のように示し，カウンセリングの深まる度合いについて説明している。これによると，最も浅い階層が事柄の交流であり，この段階の交流は自分の内面に触れることのない表面的な交流である。

　人が変わる時，感情や生きる価値の問い直しなしには変わり

**図14　カウンセリングの階層**

事柄の交流　　　感情の交流　　　生きる意味の交流

事柄／感情／生きる意味

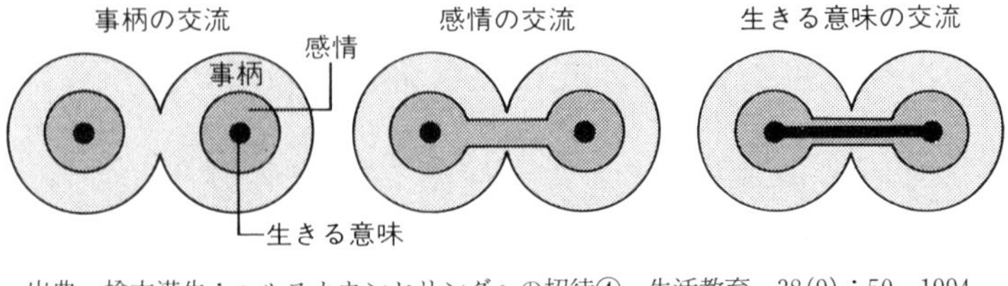

出典　楡木満生：ヘルスカウンセリングへの招待④，生活教育，38(9)：50，1994．

ようがないように，援助関係が深まるとともに患者は自分の感情面や生きる価値に関連する内容へと触れていく。患者の話を聴く時，生きる価値や感情面の言葉を聴きもらさないようにすることが大切であることもこれと関係がある。

　ナースの側に患者の言ったことに耳を傾けようとする態度があって初めて，患者は自分の内面の問題と向き合えるのである。決して，初めから問題の核心に結びつくような事柄を話すのではない。関係のなかでだんだんと問題の核心へと深く踏み込んでいけるのである。

　人はその人その人の独自の生き方をもち，その人本来の生きるエネルギーとしての衝動，つまりよりよく生きたい，自分らしく生きたいという，その人固有のエネルギーをもっている。しかし，そのエネルギーが自由に外界に表現できない時，感情の層で怒りや不安，恐れ，絶望などが生じる。その生じた感情を抑圧すると結果的には筋肉レベルの身体次元に表現され，これらがたび重なると慢性の筋緊張（肩こり，偏頭痛など）に発展し，そこから種々の心身症が発症するといわれている（図15）。

　このように見ていくと，抑圧された感情に気づき，その感情を発散させることや筋緊張をときほぐすことの大切さが理解できる。

　患者が問題に直面して語る時，最初は事柄の次元，すなわち表面的な出来事から語り始める。この段階においては，性格の鎧（自己防衛機能を働かせて自己の安全を保とうとする状態）と筋肉の鎧（筋肉を固くして身を守ろうとする状態）でしっかりと自分を守っている。そして，次に「恐い」「やりきれない」「悲しい」などの感情の次元に移行する。ここに至って初めて性格の鎧と筋肉の鎧が少しずつとけ始めるのである。

　感情の世界で触れ合う，つまり感情が表出するのは一番最後

**図15 生体エネルギー（A・ローウェン）**

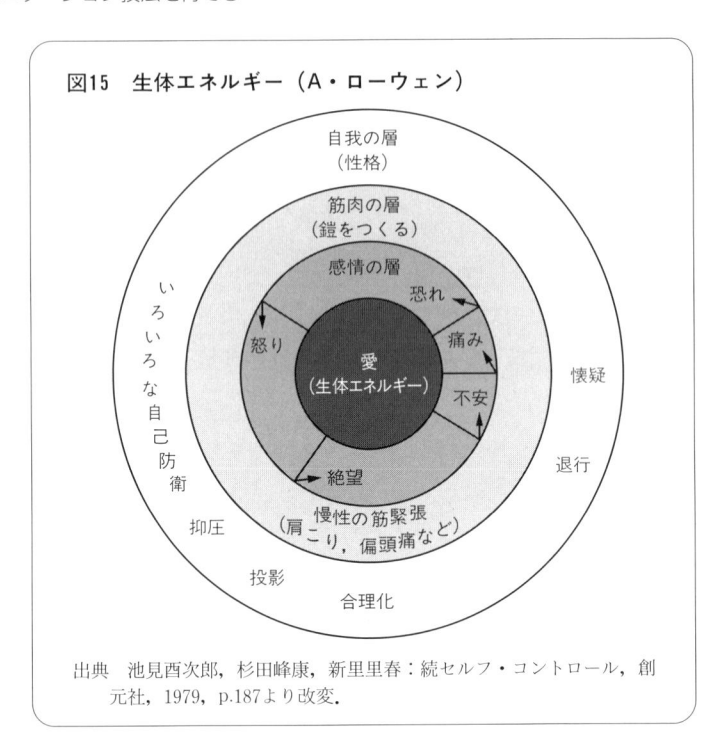

（図中のラベル）
- 自我の層（性格）
- 筋肉の層（鎧をつくる）
- 感情の層
- 愛（生体エネルギー）
- 恐れ、怒り、痛み、不安、絶望
- 慢性の筋緊張（肩こり、偏頭痛など）
- いろいろな自己防衛
- 抑圧、投影、合理化、退行、懐疑

出典　池見酉次郎，杉田峰康，新里里春：続セルフ・コントロール，創元社，1979, p.187より改変．

である．感情の世界で触れ合うとは，以下のようなやりとりを指す．

①言語化された感情表現を返す＝言葉として表現された言葉をそのまま受け止める：「死んでしまいたいくらい悲しいのですね」

②非言語的に表現された感情を返す＝言葉の奥に潜む感情を受け止める：「じっと悲しみをこらえているのですね」

③筋肉の層の表現である筋緊張などを言語化して受け止める：「肩に力が入っているようですが，そんな感じではありませんか」

④相矛盾する2つの感情をそのまま返す＝両極端な感情表現をそのまま返す：「いっそ死んでしまいたいと思ったり，

表3　面接過程の進度尺度

| ストランズ | 過程の段階 | | |
|---|---|---|---|
| | 低（Ⅰ〜Ⅱ） | 中（Ⅲ〜Ⅴ） | 高（Ⅵ〜Ⅶ） |
| 感情と個人的意味づけ | 認められない | 自分のものであるという感じ（ownership）が増大する | 流れの中に生きる |
| | 表出されない | 表出が増大する | 十分に体験される |
| 体験過程 | 体験過程から遠く離れている | 遠隔感が減少する | 体験する過程の中に生きる |
| | 意識されない | 意識が増大する | 重要な照合体として用いられる |
| 不一致 | 認識されない | 認識が増大する　直接的体験過程が増大する | 一時的にだけある |
| 自己の伝達 | 欠けている | 自己の伝達が増大する | 豊かな自己意識が望むままに伝達される |
| 体験の解釈 | 構成概念が硬い　構成概念が事実としてみられる | 硬さが減少する　自分自身がつくるものという認識が増大する | 一時的な構成概念　意味づけが柔軟で，体験過程に照合して検討される |
| 問題に対する関係 | 認識されない | 責任をとることが増大する | 問題を外部的対象物として見なくなる |
| | 変えようとする要求がない | 変化することをこわがる | 問題のある側面の中に生きている |
| 関係の仕方 | 親密な関係は危険なものとして避けられる | 危険だという感じが減少する | 瞬時的体験過程に基づいて開放的に，自由に関係をもつ |

＊　ストランズ（strands）：独立の要素を指す．
出典　伊東博編訳：サイコセラピィの過程〈ロージャズ全集第4巻〉，岩崎学術出版社，1966，p. 235．

まだまだ生きたい，死にたくない，とも思うのですね」

このようなやりとりをとおして次の段階である生きる意味，すなわち価値の問題に直面していくことができる。そして，患者の生き方そのものに関係する部分を見つめていく段階に至る。ふつう，人はその個人のもつ生き方についての価値観を日常生活のなかではめったに見せないようにしているが，人がそれぞれの価値観を大切にして生きていることは事実である。そして問題に直面した時，自分の価値観に照らして行動を選択していく。

▶クライエント中心療法
　カウンセラーとクライエントの間に，防衛のないリレーション（人間関係）があり，このリレーションが人を癒すという考えに立った療法。

クライエント中心療法の創始者であるカール・ロジャーズらの作成した面接過程の進度尺度（**表3**）のあらましからもわかるように，面接が進むにつれて患者の表現内容は変化してくる。このことは先に述べた図14と同様であり，ある程度公式的に記述できる。面接の初期には事柄について語ることが多く，面接の後期には感情表出が増し，問題の核心へと進んでいくのである。クライエント中心療法でのカウンセリングについてはいくつかの問題点も指摘されているが，カウンセリング・マインドで患者にアプローチしていくことの大切さについては一致した見解であろう。

# 第Ⅳ章

## 看護に生かす交流分析

# 1　ナースにとっての交流分析

　筆者と交流分析との出会いは，かれこれ25年近く前になる。それ以前にすでに学んでいたカウンセリングからは，エンカウンターやロールプレイングなどの体験学習をとおして多くのことを得てきたが，学生やナースにカウンセリングの理論を伝えることには難しさを感じていた。そのような時，交流分析を学ぶ機会を得て，交流分析はカウンセリングの理論と同様に，ナースとしての自分を理解する手段としても，患者を理解する手段としても役に立つことを知った。

　ジグムント・フロイトは人間の心をイド（本能），自我，超自我（良心，理想）の3つに分けたが，交流分析ではこの考え方を平易にしてP（親の心），A（大人の心），C（子どもの心）の3つに分け，私たちの日常生活における心の動きを「3つの自分」という形で具体的に示している。そしてパーソナリティ理論として，人が心理的にどのような構造をもつ存在であるのかということを，自我状態という3つのモデルを使って説明する。その説明とは，この3つのモデルがどのように行動・思考・感情と関連しているのかを示すものである。また，コミュニケーション理論としても，人と人との心と心のやりとりを交流パターン分析として説明する。このことにより，自分の他人に対する対応の仕方，他人の自分に対する対応の仕方を，今まで以上に意識的に統御することを学ぶことができるため，臨床看護の場で活用できる要素も多い。その一方，この理論を理解することによって，自己理解を深めたり，ナースとして自立した生き方を身につけることも可能になる。

　杉田峰康は「人は自分を客観的にみることができて初めて，

▶エンカウンター
　本音と本音の交流をもつために一定期間契約したグループ学習。カウンセリングの体験学習として用いられている。
→ p. 179
▶ロールプレイング
→ p. 166

▶ジグムント・フロイト（Sigmund Freud）
　オーストリアの精神科医。精神分析学の創始者。催眠療法などを通じて自由連想法を開始し，精神分析療法を確立した。著書に『夢の解釈』『精神分析学入門』などがある。
▶イド・自我・超自我
　フロイトの提唱した概念。イドとは，本能的欲動に由来する心的エネルギーである。自我は本能的欲動（無意識）と対立するもので，人格内の葛藤の調整，防衛をつかさどっている。超自我は自我から分化して形成され，本能的欲求に対して禁止・脅しを行

い，自我に罪悪感を生じさせる機能をもつ．

▶パーソナリティ理論
　人間のパーソナリティを説明するための理論のことである．交流分析では，人間のパーソナリティを自我構造論から説明し，3つの自我状態モデル（PACモデル）を用いて説明している．

自分自身の生き方を選ぶことができる」「自分でも気づいていない心の諸々の力，行動の奥に隠されている動機，あるいは生育の歴史の中で形成された近道的な反応などを知る時，真に自由で主体的な生き方を選ぶことができる」と指摘する．ナースであっても患者であっても，自分の人生を主体的に選んで生きるためには，自分を客観的に知ることが大切だということである．

　交流分析では哲学的前提として，①人はだれでもOKである，②だれもが考える能力をもつ，③人は自分の運命を決め，そしてその決定を変えることができる，をあげている．そのうち①および②の意味するものは次のとおりである．

　①人はだれでもOKである：人はだれでもOKであるということは，あなたも私も共に人間としてかけがえのない存在であり，人間としての価値はだれも一様で重要である．私がかけがえのない私であるように，あなたもかけがえのないあなたなのである．これは行動というより存在そのものについての声明である．人間に対する絶対的信頼ともいえる．

　②だれもが考える能力をもつ：重症の脳障害者以外はだれもが考える能力をもつ．したがって人生に何を望むかを決める責任は自分自身にある．だれもが最終的には自分で決めたように生きるのである．

　つまり，人間関係のなかで起こった問題を他人のせいにしないで引き受けていくことである．

　以下に紹介する詩のように，自分を変えようとせず"でけへん"理由を外部に求め続ける限り，相手を変えることも問題の解決を生むことも，永遠に"でけへんねん"になってしまう．交流分析では「過去と他人は変わらない」という前提にたつことの大切さを指摘している．

運が悪いからでけへんねん
頭が悪いからでけへんねん
あのひとがおるからでけへんねん
環境が悪いからでけへんねん
すぐいじけてしまうからでけへんねん
考えこんでしまうからでけへんねん
意志が弱いからでけへんねん
こんな性格にした親の育て方が悪かったから
でけへんねん
そやなあ
でけへんと思てる間は
でけへんなあ
ほんまやなあ
(六浦基：カウンセリング詩―自分とひとが大好きになる―，アニマ2001，1993．より)

## 2 ナースと患者の自我状態のモデル

　自我状態とは，行動・思考・感情が統合され，一連のセットとしてとらえられるものであり，この自我状態のモデルは，はっきりと識別できる3つのタイプに分類できる。この3つの自我状態のモデルとは，親（Parent），大人（Adult），子ども（Child）の自我であり，それぞれの頭文字をとって，P，A，Cとアルファベットで示すこともあり，PACモデルともいわれる。

　池見らの説明をもとに，脳の働きとPACモデルを組み合わせてみると，新しい皮質にあたる部分，すなわち"うまく"生きていく機能が親（P）といえ，この部分は理想や良心をつかさどっている。前頭葉を中心とした，"よく"，人間らしく生

きていくための人格の主導権を握る部位が大人（A）である。この部位は，人間として物事を合理的に判断し，現実的に生き抜こうとする働き，創造的な営みをつかさどる。また，人間の行動を人間らしく制御するコントローラーの役割を果たす部位でもある。子ども（C）は脳幹と古い皮質の働きに該当し，本能的な欲求や感情にあたる部分である。この部位は，「命の営み」を支え，生きていくエネルギーを生み出す源泉である（図16）。

このPACモデルを現実の場面に当てはめてみると，次のような思考や感情，行動として観察される。たとえば，ある日あなたが交通事故の場面に出会ったとする。この時の思考や感情や行動を想像してほしい。

親（P）の反応としては，「危ないなあ。スピードの出しすぎだ。あんな運転をしていたら事故にあうぞと思っていたら案の定だ。しかし，けがは大丈夫だろうか。たいしたけがでなければよいが」というように両親や親的役割の人がとるような態

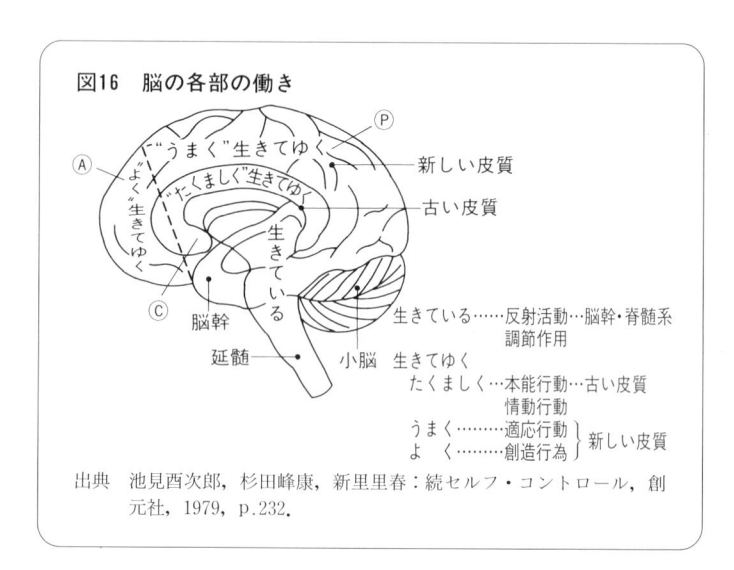

図16　脳の各部の働き

生きている……反射活動…脳幹・脊髄系
　　　　　　　　調節作用
小脳　生きてゆく
　たくましく…本能行動…古い皮質
　　　　　　　情動行動
　うまく………適応行動　｝新しい皮質
　よ　く………創造行為

出典　池見酉次郎，杉田峰康，新里里春：続セルフ・コントロール，創元社，1979，p.232.

度になる。

　大人（A）の反応としては，「事故はどの程度のものだろうか。誰かけが人が出たのだろうか。救急車や警察への連絡はできたのだろうか」と冷静な態度になる。これは事実に基づいて物事を判断しようとする部分である。

　子ども（C）の反応としては，「ああこわい。きゃー，けがをした人がいるみたい。どうしよう」とおろおろし，子どもがとるのと同じようにふるまう。

　このように人によって感じ方，思い，表す行動は異なる。

　当然のことながら，交流分析もカウンセリングもコミュニケーションの理論として共通する点は多いが，交流分析の特徴は人間の自我を目で見える PAC という形に表現して，コミュニケーションのあり方を考えることができる点にある。

　それでは，実際に看護場面で PAC はどのように観察されるのであろうか。

　70歳の女性患者が，頭が痛いと訴え，昨夜から何度もナースコールを押している。しかし，ナースがベッドの近くに行くと「かなりよくなりました。もう大丈夫です」と言う。

　この患者の言動から理解できるのは，患者の自我状態が PAC の子ども（C）の状態にあるということである。このような患者に対して，ナースの PAC は様々に反応する。親（P）の自我状態で反応するナースは，「昨夜から4度目だ。どうしたというのだろう。困ったものだ。大丈夫だろうか。少し背中でもさすってあげよう」と批判的な親（P）が患者を評価し，保護的な親（P）で心配し，思いやる。大人（A）の自我状態で反応するナースは，「どうしたのだろうか。昨夜は頭痛の訴えが4回もあったし，検査データ，心理面から状態を検討してみなければ」と分析的に考えていく。子ども（C）の自我状態で反応するナースは，「嫌になるなー。忙しい時に何度も

▶批判的親・保護的親→ p. 120

呼ばれたら対応できないなー」とうんざりした気持ちになる。

自我状態モデルの重要なポイントは，行動と経験・感情の間に深いつながりがあるということである。もし相手が子どもの自我状態を表す行動，つまり非常に自己中心的な考えに立って行動しているのであれば，相手が子ども時代の経験と感情を再体験していると思って間違いない。相手が外見的に両親から取り入れた行動をとっている時，内面的には両親から取り入れた感情と経験を再体験していることが予測できる。これは，患者だけでなくナースの場合にもまったく同様のことがいえる。

このように，親（P），大人（A），子ども（C）の自我状態は観察可能な行動の手がかりとして考えることができる。この点においてジグムント・フロイトの超自我，自我，イドの3つの精神作用とは異なる。というのは，精神分析の指す3つの自我は行動観察によって判断することはできないが，交流分析の指す親（P），大人（A），子ども（C）の3つの自我状態は観察によって判断できるからである。したがって，患者が今どのような自我状態にあるのかは，患者を観察することで判断できるのである。また，ナースが自分の自我状態を知ることにも有効である。

# 3 自我状態の働きと機能

交流分析では，3つの自我状態モデルが人の心理を理解する時の基本になっているということについては先に述べた。では，3つの自我状態はどのような特徴をもつのか，どのような行動・感情・経験として観察できるのかについて，PACの順に考えてみよう。

個々の自我状態を診断するにあたっては，まず用いる言葉

（言語的診断），用いる言葉を解釈する手がかりとなる非言語的コミュニケーション（行動的診断），他人が彼・彼女に対してどう反応するかについての観察（社会的診断），彼・彼女の生活歴（生活史的診断：両親の養育態度，行動，子ども時代の様子など）を重視して観察しなければならない。というのは，交流分析では，自我状態のなかにすべての体験が順序正しく保存されていると考えるからである。

　自我状態は，物事をありのままの形で体験し，かつ，その体験をすべて記録するようにできている。具体的には，幼児期のすべての体験，親あるいは親に代わる大人などから取り入れたすべてのもの，種々の出来事から知覚したもの，それらの出来事に結びついた感情や記憶の中に入り込んだ歪みなどのすべてが，その人の脳と神経組織のなかに記録されると考えるのである。そしてそれらの記憶は，あたかもビデオテープのように保存されるため，再生が可能であり，その気になれば人はそれぞれの記憶された事柄を想起したり，再体験したりすることができる。したがって，幼児期に経験し，知覚したものやそれらにまつわる感情，記憶の中に入り込んだ歪みなどに基づく行動を，大人になった今でも気づかずにそのまま再現し，行動化してしまっている場合も多いのである。このことは多くの先人が自分の生い立ちを回想し，過去の自分の体験に引きずられて今日まで生きてきたと述べていることからもわかる。

　交流分析では，大人になってから自分としての生き方を今一度自分の意志で選び直すことの大切さを強調し，このような行動の現実的な部分と人格の本来的な部分と日常の行動とが調和して，より人間らしく生きることを目的にしている。

## ① 親の自我状態：Parent（P）

　人が自分の親から親になる方法を学ぶように，親の自我状態

も，自分の両親などの外界の大人から取り入れた態度や行動から成り立っている。それは外的には，他人に対して偏見的・批判的・保護的な行動として表現される。すなわち，他者に対して批判的な行動をとったり，叱ったり，注意をしたり，善悪をはっきりさせようとしたりする。また，優しく，保護的に世話をやいたりする行動で表現されたりする。これらは自分が子どもだった頃，親や親的な大人から受けた行動をモデルとして身につけた行動なのである。そして，内的には自分自身の内部にある子ども（C）に影響を与え，「自分はダメなやつだ」「何をしてもきちんとやれない」などと，自分自身に対して評価的・批判的になったり，「よしよし」と自分自身に対して保護的で優しい許しを与えたり，甘えを許したりするなど，親からのメッセージとして体験される。

　大部分の親は同情的，保護的，養育的である場合もあれば，批判的，偏見的，道徳的である場合もある。したがって，私たちの中の親（P）が抱く感情は批判的（批判的親：critical parent，以下 CP）および保護的（保護的親：nurturing parent，以下 NP）の 2 つに大きく分けることができる（表4）。

　①批判的親　CP：CP は支配的親（controlling P）ともいわれ，「〜しなさい」と命令したり支配したり非難する時に両親がとるのと同じ役割を演じる。

　②保護的親　NP：人の面倒をみたり，世話をしたり，本を読んであげたり，抱きしめたりする時に，両親がとるのと同じ役割を演じる。このような時に，保護的親（NP）の自我状態にいるといわれる。

　CP の立場で行動しやすい人は，人に支配的な自信過剰家として他人の子ども（C）を脅かすことが多い。逆に，NP の立場で行動しやすい人は，人に同情的で温かく，他人の子ども（C）に保護的にかかわることが多い。

3 自我状態の働きと機能

表4 親の自我状態

| 性質 | 言葉 | 声・声の調子 | 姿勢・動作・表情・ゼスチャー |
|---|---|---|---|
| CP 偏見的<br>封建的<br>権威的<br>非難的<br>懲罰的<br>批判的<br>排他的 | 当然でしょ<br>格言・諺の引用<br>理屈を言うな<br>言うとおりしなさい<br>だめねえ<br>バカだわ<br>〜しなくてはいけない<br>後で後悔するぞ | 断定的<br>嘲笑的<br>疑いがこもる<br>押しつけ調<br>恩着せがましい<br>威圧的<br>批判的<br>教訓的<br>説教的<br>非難めいている | 全能者的<br>（自信過剰）<br>直接指をさす<br>支配的<br>尊大，ボス的<br>けんか腰<br>他者を利用する<br>拳で机をたたく<br>見下げる<br>小馬鹿にする<br>鼻にかける<br>特別扱いを要求する |
| NP 救援的<br>甘やかし<br>保護的<br>なぐさめ<br>心づかい<br>思いやり | してあげよう<br>わかるわ<br>淋しい（くやしい）のね<br>よくできたよ<br>大丈夫，できるわよ<br>かわいそうに<br>よかったね<br>がんばりましょう<br>まかせておきなさい<br>いい子ね<br>心配しないで | やさしい<br>安心感を与える<br>非懲罰的<br>気持ちを察するような<br>同情的<br>愛情がこもる<br>温かい<br>柔らかい | 手をさしのべる<br>過保護な態度<br>ほほえむ<br>受容的<br>肩に手をおく<br>気づかいに満ちている<br>世話をやく<br>ゆっくり耳を傾ける |

出典　杉田峰康：交流分析〈講座・サイコセラピー8〉，日本文化科学社，1985, p.13.

## ② 大人の自我状態：Adult（A）

大人の自我状態は，事実に基づいて物事を判断しようとする

*121*

部分である。エリック・バーンは大人（A）について、「①Pの偏見、あるいは子ども時代からの残渣（なごり）である原始的な態度によって影響されない、②現在に生きることを可能にする自我状態である、③データを自律的に集め、かつ処理し、行動に移すための基盤としての可能性を推定する、④組織化されていて、適応力に富み、かつ知的であり、現実を吟味するうえで有効である」と述べている。このことを具体的に述べると、幼少の頃から親の模倣から取り入れた親の自我に支配されず、その一方で、わがままや甘え、ひがみなどがなく、本能的に身につけている動物的行動様式や過去にも未来にも振り回されない現実に、知的に対応していく自我機能といえよう。

　このようにAの自我状態は現実吟味、決断、性格の統合などの役割を果たし、親（P）と子ども（C）との間の葛藤を調整し、子ども（C）が自由に自己表現できるよう援助し、現実吟味のうえに立って親（P）を拒絶したり、受け入れたりする。たとえば、肺癌の60歳の男性患者がMRSA（メチシリン耐性黄色ブドウ球菌）に感染し、自分の部屋から出ることを禁止されたため、いらいらし、訪室するナースにあたりちらし、ナースのケアをことごとく拒否しているとしよう。このような患者に対応する時のナースのPは、「60歳の男性で立派な仕事をしてきた人なのにどうして今の状況が受け入れられないのであろうか」と批判したくなる。一方、あたりちらされ、ケアのことごとくを拒まれるナースのCは「いいかげんにしてよ。何をいらいらしているのよ。そんなに1から10までけちをつけられたのではこっちだってたまらないよ」と怒りがこみあげ、泣きたい気持ちになる。また、ナースのAは「批判的なP」や「泣きたくて怒りたいC」との葛藤を調整し、Pで批判してもこの患者の気持ちや状況は改善されないことを見抜き、また、泣きたくて怒りたいCに対しても、かつて自分が自分の

父親に抱いた怒りやいらいらに似ていることに気づき，感情の処理は自分の問題であることに気づく。そして，一度その患者と話し合う時間をとって，患者のやるせない気持ちに耳を傾け，今後の対応について考える計画を立て実行していくのである。たとえばこの患者の場合，何に対していらいらしているのか，ナースに対してどのようなことを望んでいるのかを確かめ，部屋から出ることを禁止されている理由や，許されている行動は何であるかをわかりやすく説明していく。

大人（A）を見分けるポイントは**表5**に示したとおりである。

## 3 子どもの自我状態：Child（C）

私たちは皆，自分のなかに幼い少年，少女の部分をもっている。幼い頃と同じように行動したり，感じたりする時，交流分析では子ども（C）の自我状態にあるという。子ども（C）は

表5 大人の自我状態

| | 性質 | 言葉 | 声・声の調子 | 姿勢・動作・表情・ゼスチャー |
|---|---|---|---|---|
| A | 情報収集志向<br>事実評価的<br>客観的<br>合理的<br>知性的<br>分析的 | まてまて<br>誰が？<br>なぜ？<br>いつ<br>いくら…<br>どこで<br>〜と思う<br>具体的に言うと<br>考えてみましょう<br>私の意見では… | 落ち着いた低い声<br>単調<br>一定の音調（乱れていない）<br>冷静<br>相手に合わせる<br>明瞭<br>話し手は内容を理解している | 注意深く聞く<br>冷静<br>観察的<br>機械的な態度<br>安定した姿勢<br>相手と目を合わせる<br>時に打算的<br>考えをまとめる<br>計算されている<br>対等な態度 |

出典　杉田峰康：交流分析〈講座・サイコセラピー8〉，日本文化科学社，1985，p.15.

次の2つに分けられる（表6）。

①順応した子ども　adapted child：AC

自分が子どもだった頃のことを想像してみてほしい。両親やそれに似た親的役割の人たちの要求に合わせて行動したことや，両親の期待に添いたくないと考えて行動した自分がいたことを思い出す読者は多いはずである。この時の両親の期待に添

表6　子どもの自我状態

| | 性質 | 言葉 | 声・声の調子 | 姿勢・動作・表情・ゼスチャー |
|---|---|---|---|---|
| FC | 本能的<br>積極的<br>創造的<br>直観的<br>感情的<br>好奇心<br>自発的<br>行動的 | 感嘆詞<br>きれいだ！<br>（汚ない！痛い！）<br>〜がしたい<br>好きよ，嫌いだ<br>ほしい<br>お願い<br>やって<br>できない<br>助けて<br>うれしい | 開放的<br>のびのびした調子<br>大声<br>自由・自然<br>感情的<br>興奮調<br>明るい<br>くったくない<br>無邪気<br>楽しそう | 自由な感情表現<br>活発<br>自発的<br>よく笑う<br>ふざける<br>ユーモアに富む<br>楽観的<br>時に空想的<br>リラックスしている<br>自然に要求できる<br>素直に甘える |
| AC | 順応的<br>感情抑制<br>反抗心<br>消極的<br>依存的<br>いい子 | 困るんです<br>〜していいでしょうか<br>よくわかりません<br>ダメなんです<br>どうせ私なんか…<br>〜するつもりです<br>ちっともわかってくれない<br>悲しい・憂うつ<br>淋しい・くやしい<br>もういいです | ボソボソ声<br>自信がない<br>くどい<br>遠慮がち<br>陰のある響き<br>かみつく<br>恨みがましい<br>時に激昂<br>あわれっぽい | 相手をまともに見ない<br>気をつかう<br>迎合的<br>ため息<br>同情を誘う<br>反抗的<br>おどおど<br>とりいる<br>じめじめ<br>無遠慮<br>挑戦的 |

出典　杉田峰康：交流分析〈講座・サイコセラピー8〉，日本文化科学社，1985, p.18.

おうとした「子ども」が，順応した子ども（以下AC）である。ACは，両親がしてほしいと望むことを行う。

順応の主な方法は同意，閉鎖，遅延などである。

〈同意〉

同意は丁寧に振る舞ったり，人の言うことに従って忠実に行動することを指す。しかし，子ども（C）はこれを喜んでやっているのではないため，物事がうまくいかなくなると親や他人に反抗するようになる。

半身不随になってしまった患者が，医師やナースの忠告や指示に従ってリハビリテーションに励んでいる場面を想像してほしい。本当はリハビリテーションなどしたいと思ってはいないが，言われたとおりにやろうと決め，一生懸命努力してはみた。しかし，なかなか思うようにいかない。そしてとうとう癇癪を起こして，「お前がきちんとしないからだ」とそばにいた妻のせいにしたりする。この患者の行動は「同意のAC」なのである。

〈閉鎖〉

「閉鎖のAC」はしばしば病気になったり，一人で趣味に没頭したりして他人から孤立する。また，周囲の患者と話をすることもなく，自分の世界に閉じこもり，ナースにも家族にも心を閉ざしてしまったりする。

〈遅延〉

「遅延のAC」は消極的反応のもう一つのパターンである。

84歳の元大学教授で1人暮らしの男性が，前立腺肥大症の手術目的で入院してきた。この患者の，手術は成功したものの，尿失禁がなかなか治らない。このような状態におかれた患者は，「1人暮らしだし，このまま尿失禁が治らないのであれば，生きていてもしかたがない」と思い込み，ナースの勧める離床にも応じようとしない。また，病院の食事にはほとんど手をつ

けず，一日中ベッド上で過ごし，自分の世界に閉じこもり（閉鎖），自分では何もしようとしなくなった（遅延）。ナースたちは動かないでいるから尿失禁が改善しないのだと考え，起きてもらおう，動いてもらおうと必死であった。ある時のカンファレンスで，「この方はもう尿失禁が治らないと思い込み，治らないのであれば生きていてもしかたがない，と生きることを放棄し，無力感にとらわれているのではないか」と，あるナースから指摘がなされた。

　そこで担当ナースとこの患者との間で，「失禁について」と「どうして何もなさろうとしないのか」について話し合いがもたれた。その結果，カンファレンスに示されたあるナースの判断，つまりこの患者は「失禁は治らない」と思い込み，すべてのことに自信を喪失し，生きる元気さえなくしてしまっていることが理解できた。一方，話し合いの席でナースから患者に対し，「尿の失禁はあなたの協力しだいで治るのだ」ということが伝えられた。その後，この患者にどのようなかかわりをすべきかについての検討がなされ，生きる意欲の喚起こそが緊急の課題であるという結論を得たナースたちによって，この人の趣味であり，生きがいでもある俳句を手がかりに，徐々に「閉鎖のAC」と「遅延のAC」に対してケアが開始された。そのケアとは，たとえば同じ病棟に入院中で俳句の好きな人の協力を得て，俳句を話題にしたり，親族の協力を得てお寿司を食べに外出してもらったりするというものである。そして，そのようなかかわりの結果，この患者は徐々に自信を回復し，結果として失禁も治り退院することができた。この事例はACを中心に行動している患者にナースが気づき，なぜこの患者がACで行動してしまうのかについて積極的に考え，その対応策をケアに具体化した試みの1事例である。

　②自由な子ども　free child：以下FC

順応した子ども（AC）に対して，自由な子ども（FC）は規則や制約に対して一切注意を払わず，親のしつけの影響を受けていない，生まれながらの部分である。このCは外界の現実について考慮することなく，即座に快感を求め，不快や苦痛を避けようとする。欲求が叶えられなければ癇癪さえ起こす。一方，明るい面ももち，のびのびとした豊かな感情表現や好奇心は周囲に温かさや魅力として感じられる。具体的には周囲の状況にはとらわれず，同室者と大声で話したり，楽しそうに面会の人と話したり，やりたいことをどんどんやろうとする態度である。

# 4 看護の場に現れる自我状態の諸相

　交流分析についてここまで学んできた読者の皆さんは，ナースとしての自分の自我状態も，患者の自我状態も観察によって見分けられるようになったことと思う。ナースが同僚や患者に批判的・評価的な態度で対応している時はCPで対応しているのであり，世話好きな面を見せている時はNPで対応しているのである。また，周囲にかまわず自分の思ったことをどんどんやっていこうとする時はFCであり，ひがみやいやみ，攻撃的態度がみられる時はACで対応していることになる。

　自分の発したメッセージはどの自我状態によるものなのか，また，患者から届けられたメッセージがどの自我状態によるものなのかを見分けることは，ナースとして自分自身をコントロールするためにも，患者とのやりとりのなかで自分の傾向を知るためにも大切なことである。そしてこのCP，NP，A，FC，ACは肯定的にも否定的にも働くことを知っておくことが必要である（図17）。日常の私たちの行動は，良い面にも悪

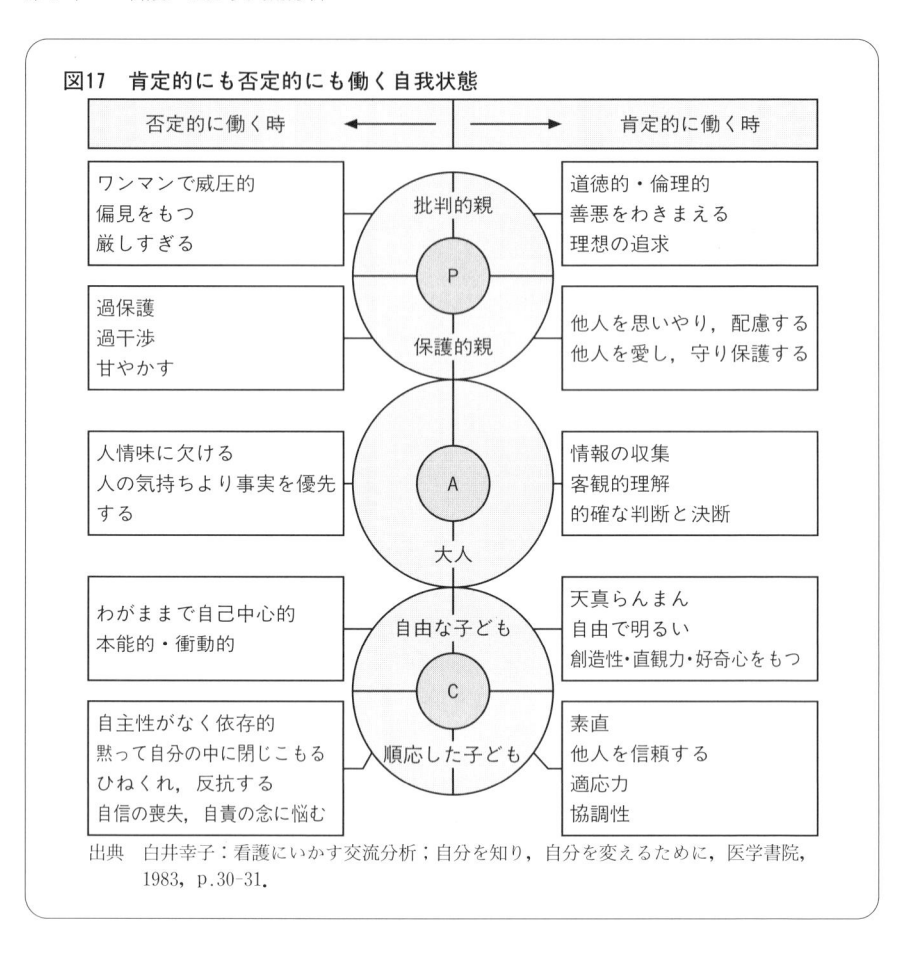

### 図17 肯定的にも否定的にも働く自我状態

| 否定的に働く時 | 自我状態 | 肯定的に働く時 |
|---|---|---|
| ワンマンで威圧的<br>偏見をもつ<br>厳しすぎる | 批判的親 (P) | 道徳的・倫理的<br>善悪をわきまえる<br>理想の追求 |
| 過保護<br>過干渉<br>甘やかす | 保護的親 | 他人を思いやり，配慮する<br>他人を愛し，守り保護する |
| 人情味に欠ける<br>人の気持ちより事実を優先する | 大人 (A) | 情報の収集<br>客観的理解<br>的確な判断と決断 |
| わがままで自己中心的<br>本能的・衝動的 | 自由な子ども (C) | 天真らんまん<br>自由で明るい<br>創造性・直観力・好奇心をもつ |
| 自主性がなく依存的<br>黙って自分の中に閉じこもる<br>ひねくれ，反抗する<br>自信の喪失，自責の念に悩む | 順応した子ども | 素直<br>他人を信頼する<br>適応力<br>協調性 |

出典　白井幸子：看護にいかす交流分析；自分を知り，自分を変えるために，医学書院，1983, p.30-31.

い面にも行動化される。したがって，ナースや患者の行動を理解しようとする時，各自我状態の良い面が表現されているのか，悪い面が表現されているのかを知ることが大切になる。

CPは厳格でワンマンで批判的で厳しく偏見をもつ反面，規則や伝統を守ったり，生活していくうえで必要となる善悪をわきまえ，理想を追求したりする面をもつ。NPは保護的で他人への思いやりや配慮をする反面，他人に対し過保護で過干渉で

甘やかすという面をもっている。Aは情報を集めたり，客観的理解や的確な判断や決断をするという一面と，人情味に欠け事実を優先するという傾向をもっている。FCは天真らんまんで自由で明るく，創造性や直観力，好奇心をもつという一面と，わがまま，自己中心的，本能的，衝動的，という一面をもつ。ACは素直で他人に合わせる適応力や協調性をもつという肯定的な一面と，自主性がなく，依存的で閉じこもり，ひねくれたり，反抗したり，自信喪失や自責の念に悩むという一面をもつ。

# 5　外面の私と内面の私——エゴグラムとOKグラム

## 1　外面の私とエゴグラム

### A　エゴグラムとその構造

　エリック・バーンの直弟子であるジョン・M・デュセイは，自我状態のそれぞれが放出していると思われるエネルギーの量を目に見えるシンボルで表すことを考え，エゴグラムを創案した。デュセイは「エゴグラムは心理的な指紋のようなものであり，我々の中の自我状態の（P）（A）（C）に注がれる"心的エネルギー"の量を目に見える形で表現したものである」と述べている。これは各自我状態がそれぞれ，その人固有のエネルギーを放出しているという考え方に立っている。心的エネルギーも体のエネルギーと同様にその量は一定であるから，ある箇所が伸びると，他の箇所へのエネルギーの供給が減っていく。このように，エネルギーの各自我への配分の状況を知る方法がエゴグラムなのである。

　エゴグラムは一般に図18のように棒グラフか折れ線グラフで

第Ⅳ章　看護に生かす交流分析

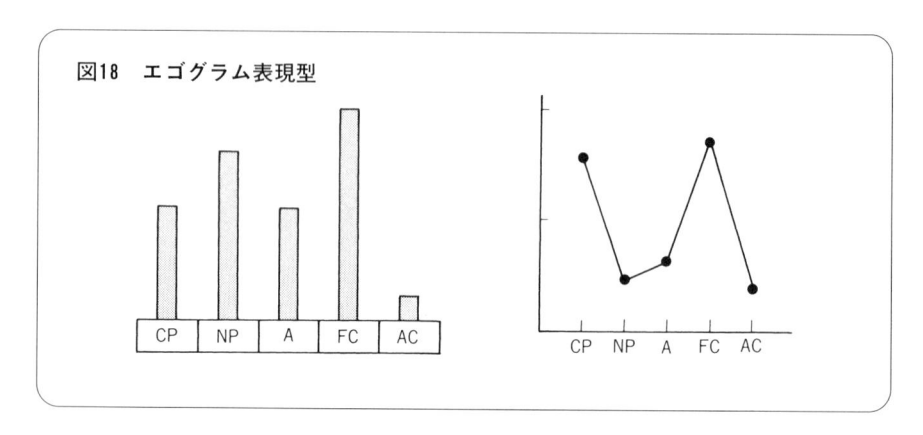

図18　エゴグラム表現型

描かれ，私たちはエゴグラムを見ることにより，自我状態の(P)(A)(C)に注がれているエネルギーの量を知ることができる（第Ⅲ章で示したエゴグラムチェックリストを使い，各自で自分のエゴグラムを描き，自我状態分析を試みてほしい）。エゴグラムは何よりも自分自身を客観的に見るために有効な方法である。

▶エゴグラム・チェックリスト
　→p.82

■エゴグラムを読む時のポイント
①一番高いところに注目してどの自我状態が優位に機能しているかを知ること（たとえば，CP優位，NP優位，A優位，FC優位，AC優位など）。
②各優位タイプの特徴を知ること（たとえば，NP優位タイプは他者を受容し，思いやりをもった交流のできる人で，基本的には他者肯定の構えのもち主である）。この時，低い自我状態の性質についても合わせて考え，総合的に判断する。

### B　自分のエゴグラムと他人のエゴグラムのずれ

患者とナース，ナースと上司，ナースと医師などの対人関係を改善したい時は，実際の人物の姿を思い浮かべながら次のような2つのエゴグラムを作成する。

①交流の困難な人，苦手な人，虫の好かない人，肌に合わないといったタイプの人のエゴグラムを描いてみる。
②楽に交流できる人，気持ちよくつきあえる人，好きな人のエゴグラムを描いてみる。

次に交流することに困難を感じている人のエゴグラムと自分のエゴグラムとを比較してみて，どこに大きな開きがあり，どこに重なりがあるのか，すなわち高低のずれを明らかにする。そして，ずれの少ない所が重なるように努力をすることが，関係改善の手がかりになる。一般にはNPとFCのスコアが接近するように努力することで，改善がみられる。

---

■**自分のエゴグラムを改善する時の留意点**
①目標をはっきりさせる。すなわち，自分はどのようなエゴグラムをもちたいと思うのかを明確にする。一般にはNPとFCを高くし，それよりACを低めるように目標を定める。
②高い箇所を縮めるよりは，低い部分を伸ばすようにする。前にも述べたように，心的エネルギーは体のエネルギーと同じようにだいたいその量は一定であるので，ある箇所を伸ばすと必然的に他の箇所へのエネルギーの供給は減る。高い自我状態はその人の長所でもあり，短所でもあり，個性ともいえる。この高い部分を下げるように努力するよりは，低いところを高くするほうがよい。たとえばAの低い人は行動を起こす前にワンテンポおいてみたり，NPの低い人では意識して人の世話を積極的に引き受けたりするほうが，抵抗も少なく自分変革に取り組みやすい。

---

次に実際の看護場面で考えてみよう。患者のエゴグラムをナースのエゴグラムや家族のエゴグラムと重ねるなどして，関係のなかで生じた歪みの修復を図るのである。
次の事例は，筆者が実際に体験したエゴグラムを用いてのケース分析である。

## 第Ⅳ章　看護に生かす交流分析

　13歳（中学2年生）の男子で，2年の3学期から登校できなくなったケースである。彼は小学2年生の時から剣道を始めたが，中学生になったら剣道をやめたいと思っていた。そして，部活動も剣道部ではなく他の部に入部したいと思っていた。しかし，祖父が剣道の指導者であったことからそれが言い出せず，ずるずると剣道を続けてきた。その結果当然のことながら，剣道の練習には身が入らず，ほめられることより，態度が悪いと叱られることのほうが多かった。1月の初めより，時々，「頭が痛い」「腹が痛い」と言って学校を休むようになったものの，熱はないので母親はできるだけ登校するように勧めていた。しかし，2月に入ると，親に黙って学校を休むようになった。

　彼の初期のエゴグラムは，**図19**のようにAをボトム（最も低い自我状態）とするV字型で，他者に対しても否定的で攻撃的であると同時に，自分に対しても自信がもてない甘えん坊タイプであることが推察された。父母のエゴグラムを重ねてみ

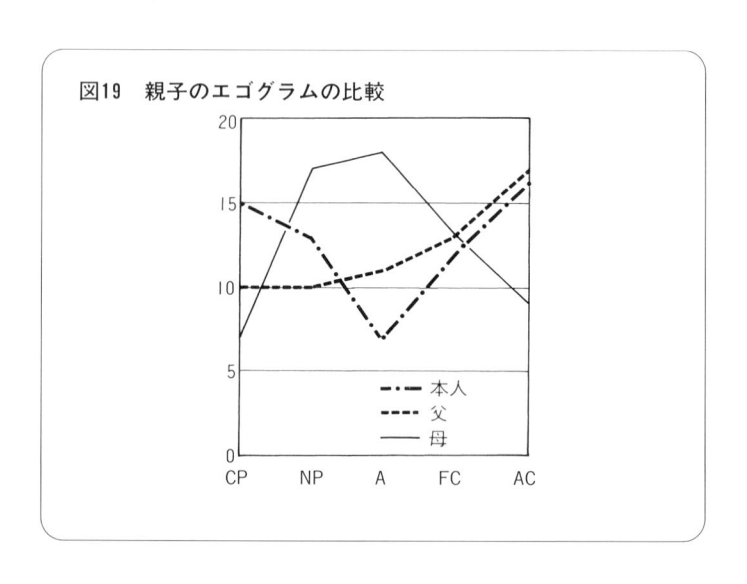

**図19　親子のエゴグラムの比較**

た結果，母親は A をピークとしたベル型で，冷静に状況を判断でき，キーパーソンとしての役割が期待できそうであった。また，父親のエゴグラムからはこの男子同様に甘えん坊タイプの父親像が見えてきた。

　この3者のエゴグラム分析から，今までの彼に対するかかわりを整理し，学校に行く，行かないは本人に任せ，もっと彼を信じてもよいのではないかとの結論を得た。そして，両親は彼の判断を尊重する態度に切り替えることを決心し，苦しみながらも彼の判断を尊重することを実行した。その結果，自分の判断に任される体験をとおして，徐々にではあったが彼のなかの A が育ってきた。そして，2 か月後には登校できるようになったのである。

## 2 内面の私と OK グラム

### A　OK グラムと基本的な構え

　エゴグラムに現れる表面の姿と，個人の内界の状態との関係を明らかにするために考案されたのが，杉田峰康らによる OK グラムチェックリストである（第Ⅲ章で示した OK グラムチェックリストを使い，各自 OK グラムを描いてみてほしい）。

▶ OK グラム・チェックリスト
→ p. 84

　エゴグラムはその時々の自我状態はとらえているが，その奥にある自己意識や自己概念まではとらえていない。一方，OK グラムは交流分析の基本的理論に基づき，①自分に対して肯定的か否定的か，②他人に対して肯定的か否定的かに分け，基本的構えを自己肯定　I am OK（I＋），自己否定　I am not OK（I－），他者肯定　You are OK（U＋），他者否定　You are not OK（U－）の4つで示したものである（図20）。

　この4つの基本的構えは，自分や他者に対する基本的信頼，つまり，自分や他者は信頼するに値する存在かどうかという点で，コミュニケーションを左右する。基本的構えについて杉田

▶自己意識・自己概念
　乳幼児期からの成長の過程で自分と他人（特に親）に関して下した何らかの結論のこと。すなわち自分自身と他人についてどう感じ，どんな結論を下しているか，である。

図20　OKグラム

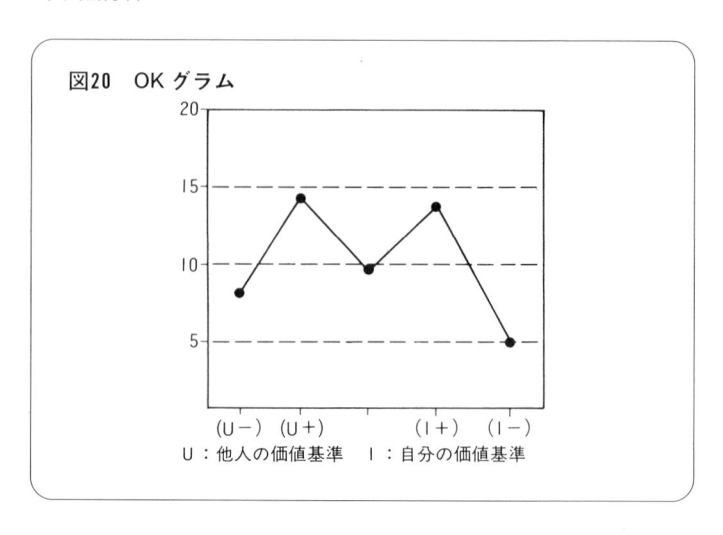

（U−）（U＋）　　（I＋）（I−）
U：他人の価値基準　I：自分の価値基準

　峰康は，「基本的構えの大部分は人がその幼児期に，親からどのようなストロークを受けたか，どんなストロークをどの程度受けたかによって決まる。それらは子どもがストロークを体験することによって，自分と他人との関係について下す結論，つまり人生に対する態度なのである」と述べている。

■基本的構えのタイプ
①私は OK でない。他人は OK である。
　（I am not OK—You are OK）
②私は OK である。他人は OK でない。
　（I am OK—You are not OK）
③私は OK でない。他人も OK でない。
　（I am not OK—You are not OK）
④私は OK である。他人も OK である。
　（I am OK—You are OK）

　基本的構えのタイプのうち，①，②，③は乳幼児期に形成される。幼い子どもは自分は OK でないと思い，両親について

はOKだと思っている。そして①の「私はOKでなく，他人はOKである」のタイプができあがり，たいてい一生続き，時には②や③のタイプに変化する。そしてこのタイプは，3歳頃までに決まるといわれている。④の構えは私たちの意思によって決定される態度であり，長い間の大人（A）を用いての訓練によって身につくものであり，交流分析の目指すゴールといえる。

①私はOKでない。他人はOKである（I am not OK — You are OK）：自分の感情や思考などを軽視し，相手のことばかり考えている人の場合である。このタイプの人は憂うつな状態に陥りやすく，自分に自信がもてず，自己卑下の気持ちや劣等感のため，自らをOKとする人々といると苦痛を感じやすい。行動様式としては他人のなかの陰性の感情を挑発することによって，自分がOKでないことを相手に確認させるので，「憎まれっ子的存在」になりやすい。このタイプの人の心の奥には強いストロークへの欲求が秘められている。

②私はOKである。他人はOKでない（I am OK — You are not OK）：このタイプは，他の人に強い疑惑や不信感を抱いている支配的なスタイルの人や，エゴイスティックな人がとりやすいパターンである。発達的には，幼児期に心身に大きな苦痛を与えられ，それに耐えてきた子どもが身につける態度とされ，他の人からのストロークを素直に受けず，自分で自分にストロークを与える。

③私はOKでない。他人もOKでない（I am not OK — You are not OK）：人生は価値のないもので，何らよいことはないと諦めている子ども（C）がとる態度である。

この構えをとる人は他の人から与えられるストロークを拒否し，自分のなかの子ども（C）と大人（A）を用いて他人と交流しようとする努力をやめてしまう。発達的には，幼少期に失

望感や挫折を体験した人がとりやすいパターンで，内面にある怒りや悲しみの思いを防衛するためにこのパターンができあがってしまった人である。

④私はOKである。他人もOKである（I am OK ─ You are OK）：自分や相手に対し，深い理解をもち，お互いに価値ある存在として尊重し合い，相互に自己成長的にかかわろうと努力し，真の生きがいを追求していく。

④の構えは個人の決断によってたどりつく状態であり，人が成長過程で必然的にたどりつく状態ではない。つまり，人は誰でも大なり小なり基本的構えに歪みをもつものであり，誰も努力なしに「自他肯定─ I am OK, You are OK 」の構えにたどりつくことはできないのである。人は皆，「自他肯定─ I am OK, You are OK」の構えで生きたいと願いつつ，幼少期に他人との関係について下した結論に振り回されて生きているといえる。

### B OKグラムとエゴグラムのずれ（図21）

杉田峰康は，「エゴグラムをより深く読むためには，OKグラムとエゴグラムのずれに注目することである」と述べ，以下のように両者のずれからみる行動特性を説明している。

①他者否定（U−）が大きくCPが小さい：批判を意識的に抑えている場合が多い。逆に他者否定が小さいのにCPが大きいのは，役割上ことさら厳しく行動をしている時である。

②他者肯定（U＋）が大きくNPが小さい：他人の良い面を認めていてもそれを行動として移せない人である。逆に他者肯定が小さいのにNPが大きいのは，役割上から優しく親切な行動をとっている時である。

③自己肯定（I＋）が大きくFCが小さい：自信があっても素直に出せないタイプに多い。逆に自己肯定が小さいのにFCが大きいのはカラ元気タイプである。

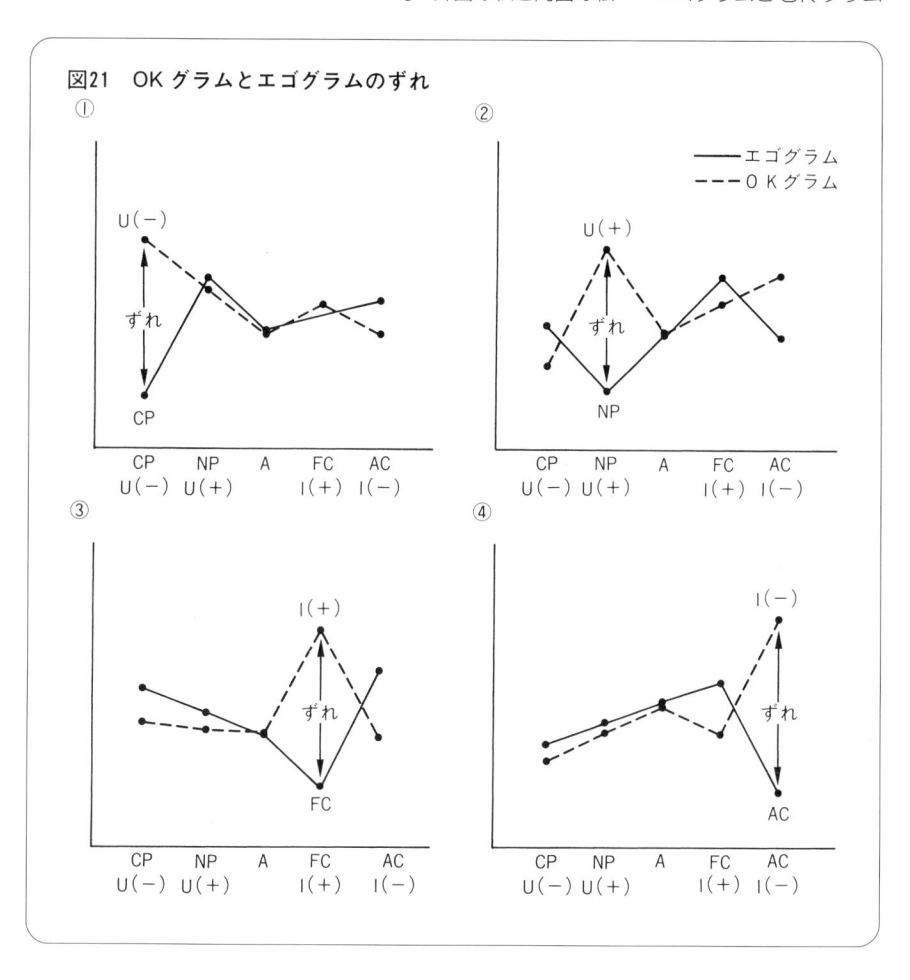

## 5 外面の私と内面の私——エゴグラムと OK グラム

**図21 OK グラムとエゴグラムのずれ**

① CP の位置で U(−) が大きくずれている

② NP の位置で U(+) が大きくずれている

③ FC の位置で I(+) が大きくずれている

④ AC の位置で I(−) が大きくずれている

（凡例：実線＝エゴグラム、破線＝OKグラム）

横軸：CP／NP／A／FC／AC
U(−)／U(+)／　／I(+)／I(−)

④自己否定（I−）が大きく AC が小さい：劣等感の裏返しで，かたくなに振る舞っている可能性が高い。逆に自己否定が小さいのに AC が高いのは，自分を出さずに相手に合わせている姿である。

　一般的にはエゴグラムと OK グラムのずれが少ないほど，内面の自分と行動として現れている外面の自分にずれがないということであり，内面の自分と行動に現れている自分との間に

第Ⅳ章　看護に生かす交流分析

葛藤が少ない状態といえる。そしてこのことは心理的なエネルギーの無駄使いがないことにもなり，自己一致の状態にあるともいえる。

このように，エゴグラムとOKグラムのずれがなぜ生じたのかを知ることで，自分をより深く洞察でき，セルフコントロールをしやすくなるのである。

## 6　3つの交流パターン

交流とは，人と人との間で行われる交換，やりとり，かけひき，策略などを意味する。これには友好的なものもあれば，反友好的で不愉快なものもある。交流パターンの分析とは，人々がお互いに取り交わす行動や言葉を，自我状態という側面から分析することである。

交流パターンには相補的交流，交叉的交流，裏面的交流の3つがある。

### 1　相補的交流　complementary transaction（図22）

この交流は直線的で交叉していない交流で，ベクトルが平行状態となっている。エリック・バーンは，「相補的交流とは適切で期待どおりの交流であって，健康な人間関係の自然な道理にかなうもの」と述べている。

コミュニケーションの基本原則の第1は，「ベクトルが平行していればコミュニケーションは途絶えることなく持続する」ということである。

相補的交流の特色は，言語的刺激と非言語的刺激が一致している点である。身振り，顔の表情，姿勢，声の調子などの非言語的要因は，自我状態を識別するうえで重要な手がかりにな

## 6 3つの交流パターン

図22　相補的交流

患　者　　　　ナース

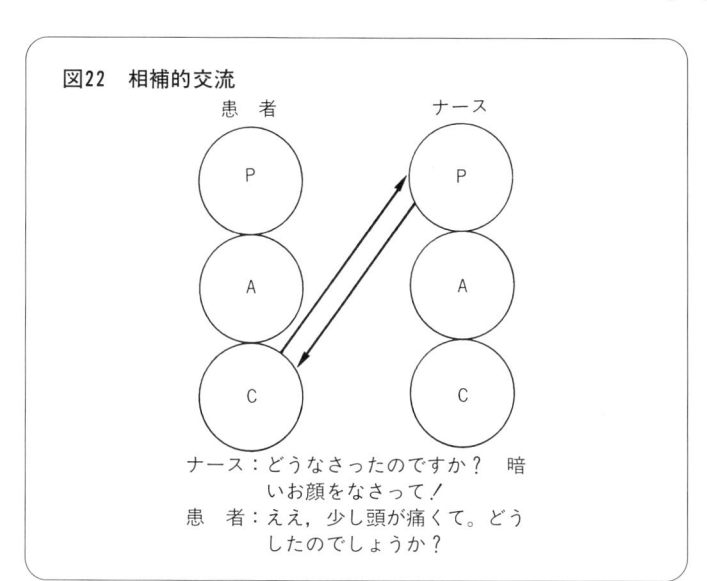

P　　　　　P

A　　　　　A

C　　　　　C

ナース：どうなさったのですか？　暗いお顔をなさって！
患　者：ええ，少し頭が痛くて。どうしたのでしょうか？

る。この交流をカウンセリングの理論からみると，共感的対応，受容的対応に近い状態といえるのではないかと思う。この交流では，ナースは患者に対して純粋であり，不一致の状態にない。患者に添う看護とは，このような交流を中心としたやりとりに他ならない。

### 2　交叉的交流 crossed transaction（図23）

交叉的交流は，刺激に対して予想外の反応が返ってきた時に起こり，この場合，ベクトルは交叉する。交叉的交流はしばしば，親子，夫婦，ナース―患者，医師―ナースなどでも観察できる。臨床場面で患者に観察される転移（Transference）は，交叉的交流の典型的なものである（図24）。また，患者に対してナースが意識的，無意識的な反応として示す逆転移（counter-transference）も，交叉的交流の一つである。たとえば，患者からのA→Aの刺激に対してナースが怒ったり，いら

▶転移と逆転移
　ある治療関係のなかで患者が医療者（医師やナース）に向ける感情を転移という。逆転移とは，逆に医療者が患者に向ける感情を指す。

## 第Ⅳ章　看護に生かす交流分析

**図23　交叉的交流**

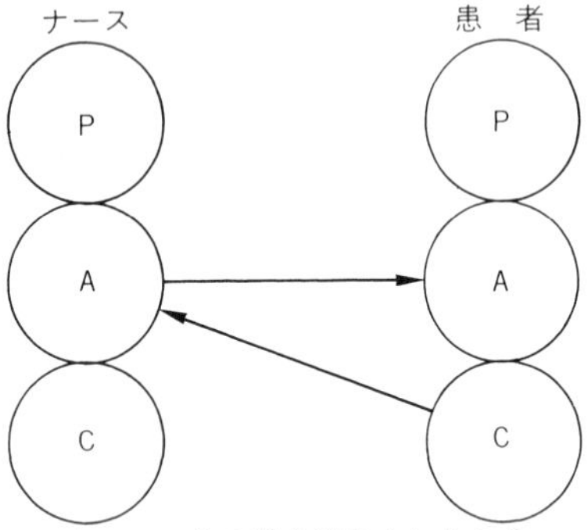

ナース：あの薬を飲みましたか？
患　者：あんなまずい薬…。

**図24　転移と逆転移**

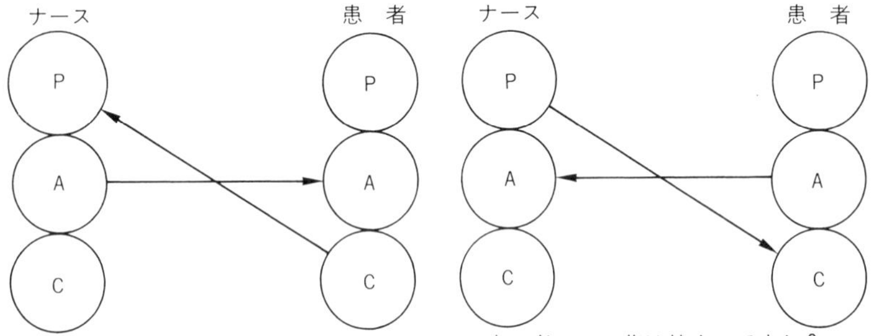

患　者：看護婦さんはお母さんのようにやさしい。
ナース：あなたは私の子どもではなく患者です。

患　者：この薬は効くのですか？
ナース：口出ししないでください。

らしたり，思わず患者に議論を仕かけたり，叱ったりする場合である。コミュニケーションの基本原則の第2は，「交叉的交流がみられる時，すなわちベクトルが交叉する時はコミュニケーションが途絶えている」ということである。

実際の臨床の場でみられるのは以下のようなタイプである。これらの対応をカウンセリングの理論から考えてみると，いず

れも評価的態度，解釈的態度，逃避的態度に該当する。

①A→A…C→P（転移型）：患者が母親によく似たタイプのナースに，母親にするのと同じように甘えたり，父親によく似た医師に反抗的になるなどである。

　　ナース：そろそろ歩く練習をしましょうか。（A→A）
　　患　者：えー，僕まだできません。（C→P）

②A→A…P→C（逆転移型）：患者のAからの対応に対してナースのPが反応し，いらいらし，議論をふっかけたりする。

　　患　者：この薬は高血圧の薬だと思うのですが。ずっと服
　　　　　　用して大丈夫でしょうか。（A→A）
　　ナース：大丈夫だから服用してくださいと申し上げている
　　　　　　のです。（P→C）

③C→P…A→A（甘え否定型）：甘えてくるといらいらし，冷たく対応する。

　　患　者：助けてください。（C→P）
　　ナース：自分でお考えください。（A→A）

④P→C…A→A（承諾，賛同否定型）：同意を求められると否定したくなるあまのじゃくタイプである。

　　患　者：この間の先生からの説明ですが，少しわかりにく
　　　　　　かったですよね。そう思いませんか？（P→C）
　　ナース：そうでしょうか。私にはそうは思えませんが。
　　　　　　（A→A）

⑤P→C…P→C（夫婦げんか型）：売り言葉に買い言葉。反応の強さに振り回されている。

　　医　師：君たちがきちんとしないから患者から僕に苦情が
　　　　　　くるんだ。あの患者は指示をきちんと守っている
　　　　　　のか？（P→C）
　　ナース：患者が指示を守っているかどうか確認するのは先

生の役割でしょう。(P → C)

⑥ C → C…P → C（あら探し型）：甘え関係で起こる。お互いのあらを探す。

　　医　師：もう嫌になるなー。こんなに忙しくては体がもたないよ。もう少しきちんと準備して，落ち度のないように点検を頼むよ。(C → C)

　　ナース：先生が悪いのですよ。忙しいのを私たちのせいにしないでください。(P → C)

⑦ A → A…C → C（話題の転換，くい違い型）：この交流は異なったレベルの自我状態の間で平行線がみられる場合である。

　　ナース：この薬は大切な薬なので必ずお飲みください。
　　患　者：あなたはきれいな人だねえ…。

## 3　裏面的交流 ulterior transaction（図25）

図25のように，一人の人間が相手の1つ以上の自我に向けて同時にメッセージを発進する時，この交流は裏面的であるとい

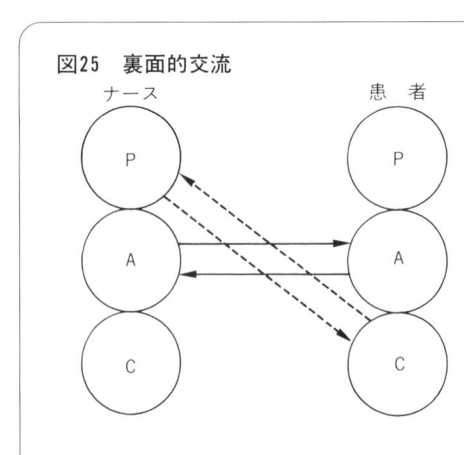

図25　裏面的交流

〈表面的なメッセージ〉（⇄）
患　者：頭がひどく痛いのですが…。
ナース：ああ，いつもの頭痛と同じですね。

〈隠されたメッセージ〉（⇠⇢）
患　者：私をもっとかまってください。
ナース：あなたの頭痛にはうんざりよ！　忙しいのだから少しは我慢してください。

う。この場合には，必ずある目的が隠されており，この隠されたメッセージが相手の反応を起こす。つまり，言語的刺激と非言語的刺激が一致していない，言葉と態度がばらばらで異なるメッセージを伝えている場合である。当然のことではあるが，言葉によるメッセージより態度によるメッセージのほうが，相手の神経の周辺部をよく刺激するので，態度から受け取るもののほうが与える影響が大きいために，そちらのほうが伝わるわけである。

　2人の間のやりとりには，表面的なメッセージ以外に，隠されたメッセージがある。この隠されたメッセージに対して注意を払うことをしなければ，その人の真意を理解することはできないというのが，コミュニケーションの第3の法則である。交流分析でいう心理的ゲームもこの一つである。ナースのとるコミュニケーションにおいて，この裏面の交流は真実性がないという理由から，援助的な関係が成り立ちにくいといわれる。一方，患者から発せられる裏面的な交流を受け止める際には，言葉などに現れている表面的なメッセージに惑わされないことが必要である。そして，裏面から送られてくる隠されたメッセージに注意を配ることが不可欠である。つまり，送り，送られてくる非言語的なメッセージが重大なのである。

　白井幸子は，クロード・M・スタイナーの述べる「絞首台のやりとり」も，この一つであるとして紹介している。これによると，人の不幸や失敗を見て不適切な笑いを浮かべる時，その笑いが相手の首を締めつける効果をもつということから，そう呼ばれたという。つまり，表面的には他人の失敗や不幸に対して同情的にふるまうが，裏面ではひそかに喜んでいる時，この行動は相手をますます不幸におとしいれるのである。このような場面では，私たちのなかでは自分を「OKでない」と感じている「子どものC」が働いている。

▶心理的ゲーム
　エリック・バーンは，人々の間で行われる「罠やからくりのある，かけひきのシリーズである」と定義している。交流分析でいう心理的ゲームとは，語られる言葉の背後にある隠された意図が，結末に必ず不快な感情をもたらす，非生産的な人間関係上の出来事を指す。

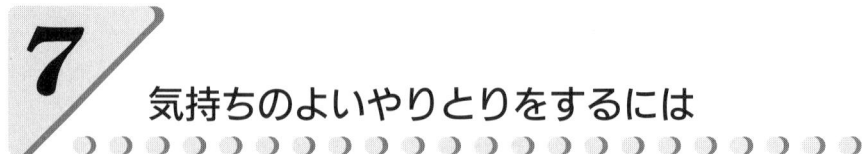

# 7 気持ちのよいやりとりをするには

### A　OK でない子ども C を OK にする

　自分の心のなかの OK でない子ども（C）を慈しみケアすることは，他の人と気持ちのよいやりとりをするための基本といえる。このことはすなわち，自分の良いところを，自分でしっかりと認めることを意味する。

### B　大人 A でやりとりをコントロールする

　図26は一般的に最も起こりやすい対人反応を示したもので，矢印で結んだ自我状態同士が最も刺激を与えやすいことを示している。自分の発する言葉が相手のどの自我状態を刺激しやすいかを知ったうえで，刺激をコントロールしなければならない。相補的交流とは，相手の刺激にまず素直に応じることであろう。A から A に発せられれば A から A に，C から P に発せられていれば P から C に，P から C に発せられていれば C から P に，素直に誠実に応じ返すことである。

### C　「3 つの的を射るやりとり」を活用する（図27）

　「3 つの的を射るやりとり」というのは，相手の 3 つの自我状態のすべてに向かって，矢を放つように語りかける方法である。

　まず，第 1 の矢は，肯定的ストロークであり，防衛的になっている相手の子ども（C）の気持ちをときほぐす（A → C）。第 2 の矢は，相手の保護的 P を誘い出す（A → P）。第 3 の矢は，大人（A）が自由になったところで大人（A）に依頼したいことを告げる（A → A）。この順番を間違えると交流はうまくいかず，失敗に終わってしまう。この方法は患者に対してだけでなく，上司や同僚に何かを依頼する時に使っても有効であ

## 7 気持ちのよいやりとりをするには

図26 最も起こりやすい対人反応

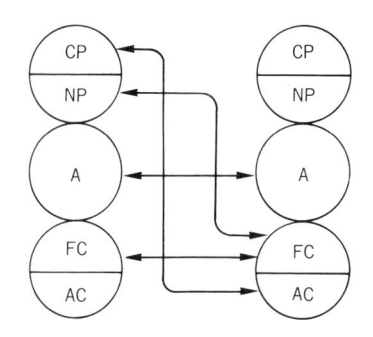

図27 3つの的を射るやりとり

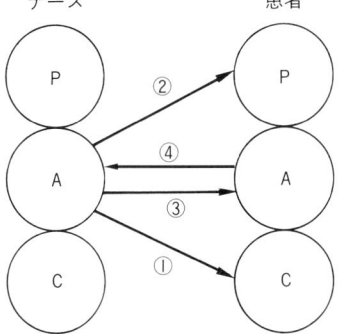

出典　杉田峰康：交流分析〈講座・サイコセラピー8〉, 日本文化科学社, 1985, p.64.

出典　白井幸子：看護にいかす交流分析；自分を知り, 自分を変えるために, 医学書院, 1983, p.54.

り，相手の心理を考えた大人の対応といえる。問題提起をする場合や，頼みごとをする時には有効な方法である。

では，実際の看護場面での患者とナースのやりとりから考えてみよう。

84歳の元大学教授が前立腺肥大症で入院し，手術を受けた後，「尿失禁が思うように治らない」と投げやりになってしまった。

　ナース：①尿のほうがすっきりしないうえにナースから動くように言われて，うんざりなさっていると思いますが…。(A → C)
　　　　　②そんな時にお願いごとをして恐縮ですが，あなたのお力がどうしても必要なのです。(A → P) お力をお借りできませんか。
　　　　　③Bさんに俳句のお話をしていただきたいのです。(A → A)
　患　者：④わかりました。僕でよければ。(A → A)

これは，何もかもが嫌になっていた患者に，得意の俳句を活用することで自信を回復してもらうための働きかけをした場面である。

### D 交叉的交流を避ける

相手の言葉をその人の立場に立って理解し，受け止めようと努めることを指す。大人（A）でその場の状況を冷静に判断し，NP で相手の気持ちを思いやって，やりとりが交叉することを避けるという方法である。つまり，患者の心を理解しようとする時には，共感する心（P）をもち，気づきを研ぎ澄まし（A），直観力（C）を働かせて表面的な言葉にとらわれず，隠されたメッセージに気づき，コミュニケーションが中断されないように心がけるというのがそれである。

交流分析の理論を用いて，筆者が実際にケース分析した例を紹介したい。

30歳の独身男性である I さんは，大学を卒業して以来，ホテルのフロント係として働いている。性格は控えめであり，感情を表面に出すことの少ない人であった。

13歳の時にクローン病と診断され，23歳で3度目の手術を受けた。28歳でイレウス，そして今回はブラインドループ症候群 (blind loop syndrome) と診断され，4度目の手術を受けた。

手術後10日までは順調に経過したが，11日目に食後胃部不快感と嘔吐が出現し始めイレウスと診断された。当然のことながら，本人も母親も非常に落胆したが，治療のためのイレウス管の挿入の勧めを受け入れた。しかし，5〜6時間にわたる努力のかいもなく，目的の部位まで挿入することができないまま，その日はいったん中止となってしまった。

その日の夕刻，受持ちのナースが点滴が漏れているのに気づき，「点滴を入れ換えましょうか」と声をかけると，I さんは激しく怒り始め，「どうにでもしてくれ。うるさい」と大きな

## 7 気持ちのよいやりとりをするには

声で怒鳴るなど，ふだんの控えめな彼からは想像できない反応が返ってきた。彼の態度に驚いたナースは，その場でたじろいでしまった。

Ｉさんのエゴグラム（図28）を見ると，NPをピークとしたＮ字型であり，日頃は大声を出すような人でないことがわかる。このタイプのエゴグラムを示す人は，仕事を能率よくこなし，施し上手であるが，ほとんど楽しまない人といえる。

病状の回復が思わしくないことや，イレウス管の挿入の失敗，点滴の漏れというように，次々に重なるおもわしくない状況にいらいらし，泣きたい心境であったに違いない。この時のＩさんの自我状態は，人に対して批判的なCPと自己否定の子どものACが，大人の自我Ａに侵入し，Ａの自我はほとんど機能していないＡ汚染の状態といえる。

そのため，ナースのＡからＩさんのＡに送ったメッセージを，ＩさんのＡは受け止めることができない状態であった。そして，子どものＣでやり場のない気持ちを裏面のメッセージにして，表面ではCPで，ナースのACに「どうにでもしてくれ」と怒りのメッセージを送ることになり，その結果，ナースはたじろいでしまったのである（図29）。

Ｉさんの態度に，一瞬たじろいでしまったナースであったが，この場面のＩさんの態度の背景を理解し，ＩさんからのＣのメッセージ，すなわちやりきれない気持ちでどうすることもできず，冷静に対応できないＩさんの気持ちをしっかり聴くように努めた。ナースのこの配慮が伝わった結果，Ｉさんも，自分の泣きたい思いをナースに打ち明けることができるようになり，ACによってがんじがらめになっていたＡ汚染がときほぐされ，Ａが機能し始めた。その後，ＩさんのＡ汚染が解除されるのを待って，ＩさんのＡとナースのＡで，今後の治療について話し合いの時間がもたれ，Ｉさんも前向きに治療に取

▶汚染
　1つの自我状態の精神エネルギーが他の自我状態の中に流れ込むこと。つまり，1つの自我状態の精神エネルギーが他の自我状態の中に漏れる（leak）ため，当人の行動や感情に混乱が生じること。

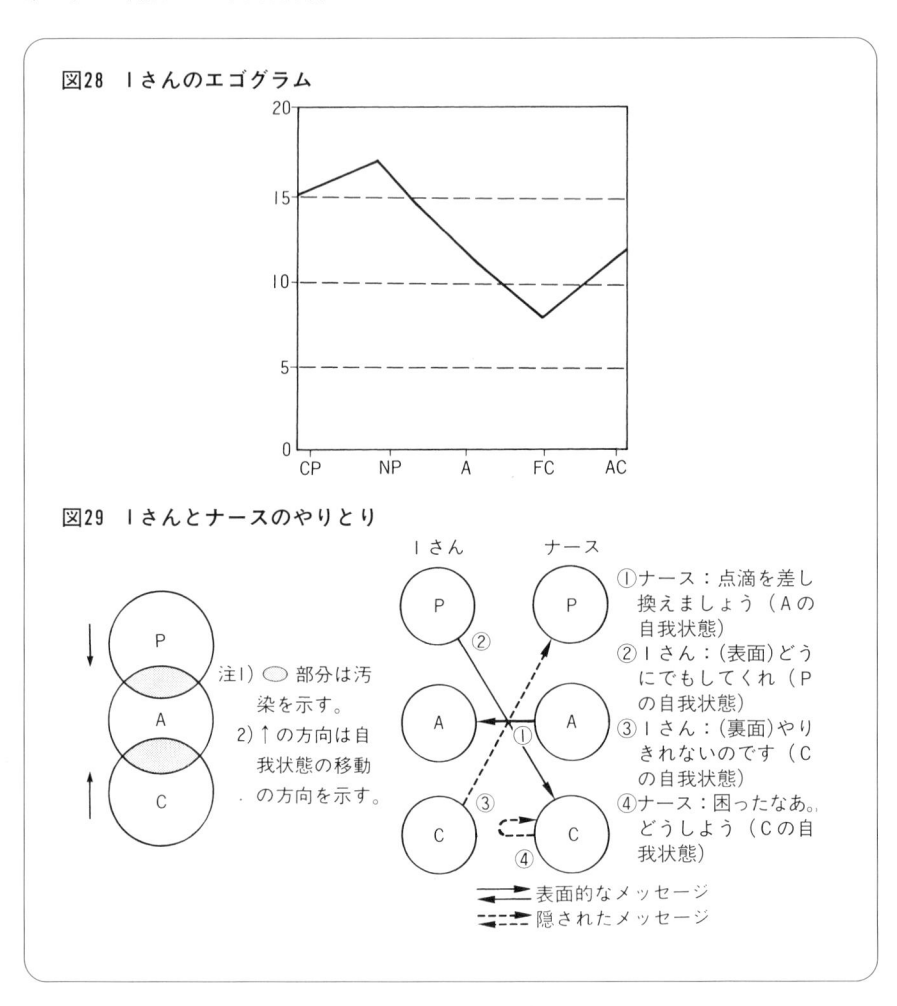

第Ⅳ章　看護に生かす交流分析

図28　Iさんのエゴグラム

図29　Iさんとナースのやりとり

注1) ◯部分は汚染を示す。
2) ↑の方向は自我状態の移動の方向を示す。

①ナース：点滴を差し換えましょう（Aの自我状態）
②Iさん：(表面)どうにでもしてくれ（Pの自我状態）
③Iさん：(裏面)やりきれないのです（Cの自我状態）
④ナース：困ったなあ。どうしよう（Cの自我状態）

──▶ 表面的なメッセージ
--▶ 隠されたメッセージ

り組めるようになった。

　このことをきっかけに，Iさんも自分の自我構造を振り返り，FCを抑えていた自分に気づくことになった。そしてナースも，苦難に直面している患者が子ども（C）に立ち戻ることの意味と，患者とともに困難な状況に身をおくことの大切さを知ることができたのである。

# 8 ストロークと人の行動

## 1 ストロークの種類と活用の仕方

　ストロークは，肯定的ストロークと否定的ストロークの2つに大きく分けられる。

　肯定的ストロークは相手に幸福感や喜びを与え，成長の糧となる。一方，否定的ストロークは「君はだめな奴だ」というメッセージであり，相手を不愉快にしたり，自信を失わせたりする。一方，相手の行為に対して与えるストロークの分け方から，条件つきストロークと無条件のストロークという分け方もある。条件つきストロークとは，100点をとったら好きな物を買ってあげるとか，私の言うことを聞いてくれるなら大好きであるなどと，条件が満たされた時にストロークを与えるのである。それに対して，無条件のストロークとはあるがままのその人，かけがえのないその人のまるごとが許されることであり，この無条件のストロークがすばらしいものであることは言うまでもない。

▶条件つきストローク→ p. 21

　より良い対人関係を築くためには，次のような点が大切である。

---

①与えるべきストロークが少しでもあれば惜しみなく他人に与える。
②ストロークがほしい時は他人に要求する。
③ほしいストロークがきた時は喜んで受け取る。
④ほしくないストロークがきた時はそれを拒否する。
⑤自分自身にしっかりとストロークを与える。

どのような時でも，他人の存在を軽視したり無視したりしないで肯定的ストロークを与え，自らのストロークの欲求にも素直になることが大切である。このことは，看護活動においてもいえることである。つまり，看護活動のあらゆる場面で，ストロークを惜しみなく患者に与え，その一方で，自らもストロークがほしい時は率直に，「私もストロークがほしい」「精一杯やっていることをほめてほしい」と同僚や上司に要求してもよいのである。患者や他の人から「あなたのケアは本当に心がこめられていてうれしい」と言われた時は，そのストロークは喜んで受け取ることである。また，マイナスのストロークとして仕かけられる心理的ゲームには，引っかからないように注意することも大切である。

　また，相手に対してだけでなく自分自身に対しても，しっかりとプラスのストロークを与えることを忘れてはならない。患者にストロークを与えることばかりに終始していたのでは，自分のストロークが枯渇してしまい，結果としてプラスのストロークを失ってしまうことになる。このような事態を防ぐには，ナース自身のストロークの欲求を無理に抑圧しないで，自分の内にストロークを満たしておくことが必要である。

## ❷　ストローキング・プロファイル（図30）

　ストローキング・プロファイルとは，エゴグラムと同様にストロークの量やパターンを棒グラフで表し，分析しようとするものである。①ストロークを与える時，②ストロークを与えられて受け取る時，③ストロークを求める時，④ストロークを与えるのを拒む時，という4つの欄を肯定的・否定的ストロークの量として棒グラフで示す方法である。

　これを見れば，受け取るストロークと与えるストローク，肯定的ストロークと否定的ストロークを，視覚的にとらえること

## 8 ストロークと人の行動

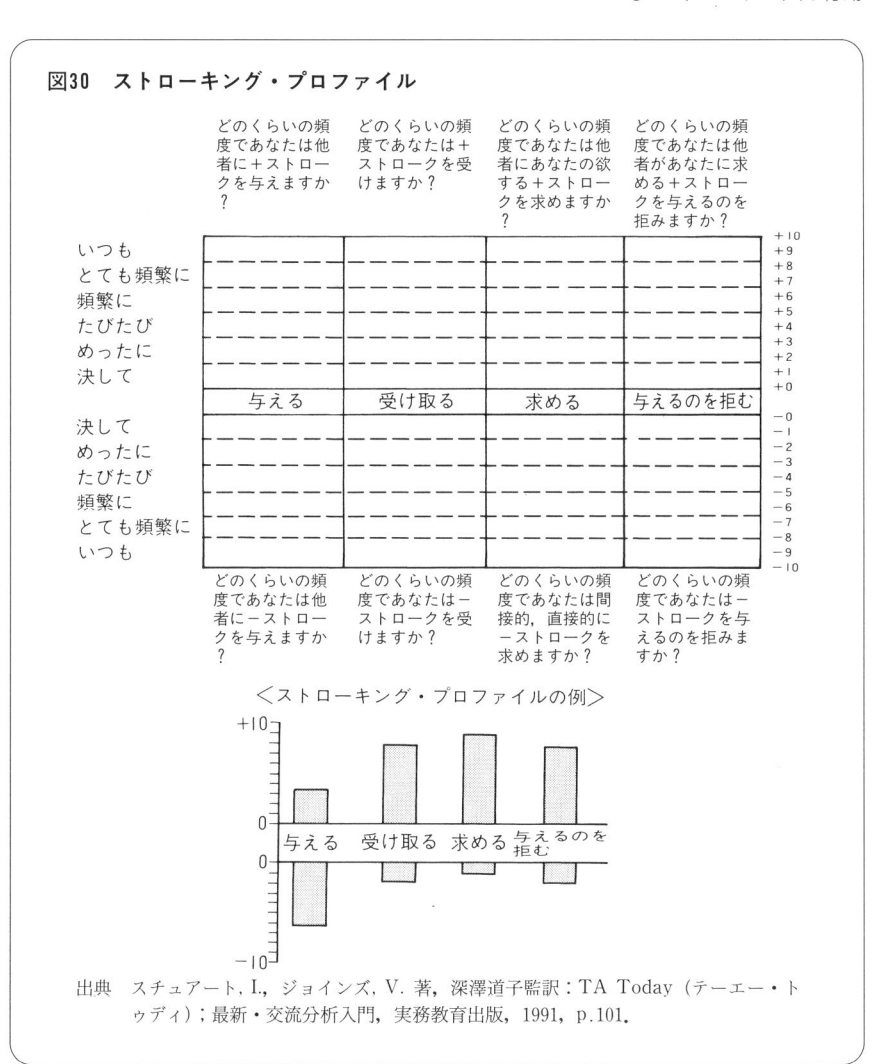

### 図30 ストローキング・プロファイル

| | どのくらいの頻度であなたは他者に＋ストロークを与えますか？ | どのくらいの頻度であなたは＋ストロークを受けますか？ | どのくらいの頻度であなたは他者にあなたの欲する＋ストロークを求めますか？ | どのくらいの頻度であなたは他者があなたに求める＋ストロークを与えるのを拒みますか？ | |
|---|---|---|---|---|---|
| いつも | | | | | +10 |
| とても頻繁に | | | | | +9, +8 |
| 頻繁に | | | | | +7, +6 |
| たびたび | | | | | +5, +4 |
| めったに | | | | | +3, +2 |
| 決して | | | | | +1, 0 |
| | 与える | 受け取る | 求める | 与えるのを拒む | |
| 決して | | | | | -0, -1 |
| めったに | | | | | -2, -3 |
| たびたび | | | | | -4, -5 |
| 頻繁に | | | | | -6, -7 |
| とても頻繁に | | | | | -8, -9 |
| いつも | | | | | -10 |
| | どのくらいの頻度であなたは他者に－ストロークを与えますか？ | どのくらいの頻度であなたは－ストロークを受けますか？ | どのくらいの頻度であなたは間接的、直接的に－ストロークを求めますか？ | どのくらいの頻度であなたは－ストロークを与えるのを拒みますか？ | |

＜ストローキング・プロファイルの例＞

出典 スチュアート, I., ジョインズ, V. 著, 深澤道子監訳：TA Today（テーエー・トゥディ）；最新・交流分析入門, 実務教育出版, 1991, p.101.

で自分を客観視することができ，大人（A）で自分にストロークを与えたり，他人にストロークを与えたりすることが容易になる。その結果，ストロークの授受をセルフコントロールしやすくなるのである。

## 3 時間の構造化への欲求

人は肯定的ストロークが得られない時には，たとえそれが，否定的ストロークであってもそれを得ようとする。では，人は発達段階に応じてストロークの求め方をどのように変えていくのであろうか。そして，どのように満たしていくのであろうか（表7）。

乳児期は抱かれたり，あやされたり，ほおずりされたりという身体的接触に対する欲求をもつ。そして，幼児期になり言葉で自分を表現できるようになると，言葉でほめられたり，言葉をかけられたり，ほほえみ返されたりして，自分の存在や価値を認めてほしいという承認欲求をもつようになる。さらに，成人して大人になるにつれて，自分の時間や人生を有意義に過ごしたいという欲求が出てくる。大人になってからのこのような欲求を，交流分析では「時間の構造化の欲求」と表現している。この欲求は，時間を有効に使うためにはどうすればよいのかを考える欲求である。

時間の構造化とは，①引きこもり，②儀式，③暇つぶし，④活動，⑤心理的ゲーム，⑥親密な交わり，の6つの方法によって，ストロークを受け取ったり与えたり，避けたりする過程である。図31の下部にいくほどストローク交換の密度は濃くなっていく。私たちの子ども（C）は，本当は「他の人々との親密な交わりのなかで時間を構造化したい」のであるが，「他の人から好かれないのではないか」と不安に思って他の5つの方法によって他の人々と時間を費やすといわれている。

### A 引きこもり

拒否されるという心理的リスクを避けるために，自分の世界に閉じこもることである。けんかをした後に自分の部屋に引きこもったり，空想の世界に浸ったりするという例がこれであ

## 8 ストロークと人の行動

表7 ストロークの欲求と充足の方法

| 区分 | 乳児 | 幼児 | 大人 |
|---|---|---|---|
| 欲求 | 接触（肌のふれあい） | 承認（心のふれあい） | 時間の構造化（生きがいの欲求） |
| 欠乏 | 正常な心身の成長が妨げられる | 自己否定の感情を生み，敗者の道を歩む | 自分の人生に意義と喜びを見出せない時を長く過ごすと，情緒的・肉体的にも衰退を早める |
| 充足の方法 | 抱きしめ，愛撫するなどの母親の様々な保育行為をとおした毎日の親密な交流 | ①ほほえむ，うなずく，言葉をかける，身振りで示すなどによって存在を認めてあげる。これを受けると，自分の存在に意味があることを確認する<br>②積極的に耳を傾けて聞いてあげることは，人に与えることのできる最高のストロークである | ①引きこもり<br>②儀式：あいさつなどを交わす，現状維持のストローク<br>③暇つぶし：雑談などで比較的安全。相手を推し量るのに役立つ<br>④心理的ゲーム：裏のある心理的やりとりをして時間を過ごす<br>⑤活動：仕事など<br>⑥親密な交わり：交流分析のめざすもの |

出典　白井幸子：看護にいかす交流分析；自分を知り，自分を変えるために，医学書院，1983，p.63．

図31　時間の構造化の6つの方法

①引きこもり
②儀　式
③暇つぶし
④活　動
⑤心理的ゲーム
⑥親密な交わり

下に行くほどストローク交換の密度が濃くなる

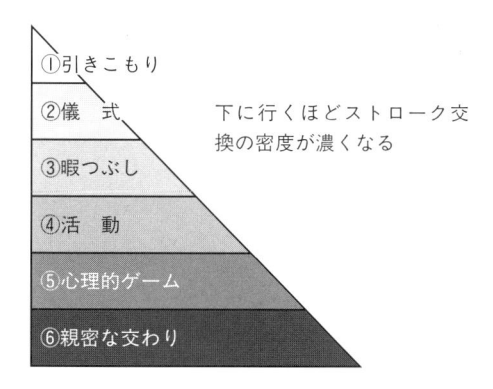

出典　白井幸子：看護にいかす交流分析；自分を知り，自分を変えるために，医学書院，1983，p.83．

る。引きこもりは，エネルギーを蓄えるためにしばらく休息するというように，大人（A）によって起こることもあるが，多くの場合は子ども（C）で行われ，苦痛や葛藤から身を守るための消極的な方法であることがほとんどである。

▶閉鎖→ p.125

　心理的な引きこもり（閉鎖）の代表的なものに，白日夢や空想に浸ることがある。体はここにあっても心は他のところにあるといった状態であり，コミュニケーションに積極的に参加することを避けるのである。この態度は，孤立はするものの，その一方で他人との情緒的なかかわりはもたなくてすむという点で安全な時間の構造化の手段といえる。

### B 儀　式

　これは伝統や慣習により決められている単純な相補的交流といえる。「おはようございます」と言われたのに対して，「おはようございます」と返せばすむという交流である。結婚式，入学式，卒業式などで交わされるあいさつはこの代表的なものであり，現状維持のためにストロークを交換することである。

　儀式は引きこもりよりはリスクをはらんでいるが，なじみのある肯定的なストロークを得ることができる。病院の廊下などでナースと患者の間で交わされる「こんにちは」「いかがですか」などの日常的なあいさつがこれにあたる。この時のナースはじっくりと話を聞きたいと思っているのではなく，ちょっと声をかけたにすぎないのである。しかし，儀式にみられるこのようなやりとりも，コミュニケーションのなかでは潤滑油の役割を果たしている。このように，儀式においては互いの存在を承認はするものの，親しく接することはなく，定型的に時間を過ごすことになる。この点からいうと，儀式は引きこもりに次いで情緒的なかかわりが少なく，表面的なレベルでの交流といえる。

### C 暇つぶし

　世間話のようなものである。あたりさわりのない事柄について人と雑談して時間を構造化することである。しかし，暇つぶしは，さらに密度の濃いストローク交換の相手としてふさわしいか否か，お互いをテストする方法でもある。患者同士が廊下で立ち話をするのがこれに該当する。

### D 活　動

　活動では大人（A）が主な自我状態である。活動から得られるストロークは，条件つきの肯定的なストロークと否定的なストロークであり，勉強したり仕事をすることがこれに入る。がんばって思いどおりの成果が得られれば肯定的ストロークを得ることができるが，失敗すれば否定的ストロークを得る。

　入院した患者は，この活動の機会の多くを奪われることになる。一日の大半を活動に費やしていた人が，入院によってそれを中断されたりできなくなったりすると，焦りや落胆の気持ちに陥り，入院生活そのものになじめなかったり，病人役割を取ることにさえ葛藤を起こすことになる。これらは，活動によるストロークの充足の場を失うことと無関係とはいえないだろう。

### E 心理的ゲーム

　人は，他の人からストロークを得たいために裏のある心理的やりとり，すなわちゲームをして時間を構造化する。このゲームというのは，子どもの頃からもち続けている否定的感情（劣等感，怒り，憂うつ，悲しみなどの不快な感情を交流分析ではラケットという）をさらにもち続けるため，あるいは困難に立ち向かうことを避けるために，繰り返されるやりとりである。この方法は，否定的なストロークを得る方法としては有効であるが，決して快適なものではない。そして結局は自分のなかにある「自分はやはりできないなあ」「あの人はやっぱり嫌な人

だ」などという自他否定の感情を確認し，それを証明するのである。

　このゲームの特色は，一人の人から顕在的な刺激と潜在的な刺激の両方が発進される点であり，裏面的・交差的な交流である。そして，潜在的な裏面の交流を受ける相手はそのゲームの結末に必ず不快な感情を抱くことになる。

　それではゲームをやめるにはどうしたらよいのだろうか。その方法を以下にあげてみた。

　①ゲームをしていることに早く気づき，ゲームにおける自分の役割を放棄する。早く見つけるためのヒントは，不快な気持ちが繰り返し起こったり，相手や自分の欠点や長所がオーバーに見えたり，軽視されたりする時である。相手の顔を見るのも嫌だなどと感じたら，ゲームをしている可能性が高い。

　②大人 A を働かせる。

### F　親密な交わり

　理解，共感，思いやりなどの愛情に満ちた交わりをもつことである。親密な交わりは率直で，心理的ゲームを伴わず，相手を利己的に利用することもない。してあげる，してもらう，という関係を超え，生かされて，生きている自分の生命に気づくことでもある。カウンセリング理論でいえば，純粋で，真実で，受容的な関係である。この関係のなかでは，他の人とのかかわりのなかで生かされている自分に気づき，自分の長所も短所も包み隠さず，自分の人格を丸ごとかけたかかわりをもとうとする。自己中心的ではなく，相手のことも考えた相手中心の交流が求められる。そして，この関係が成り立つためには，相互に「自他肯定　I am　OK, You are OK 」の基本的構えが求められる。

　したがって，親密な交わりにおいては，自分が OK と思えない AC や，相手が OK と思えない CP が脅かされることにな

る。このように人格と人格のぶつかり合いがあって初めて親密な交流ができるのであり,「自他肯定　I am OK, You are OK」の基本的構えにたどり着くことができるのである。

　交流分析の目的は人生の勝者になるために自分を知り,他者を理解することである。このためには,自分と向かい合う勇気をもち,過去にとらわれることなく,他人を操作するより,自分が変わることを潔しとし,親密な交わりのなかに飛び込んでいくことである。ナースとしての自分にも,また,一人ひとりの患者にも,慈しみの心をもってかかわらせていただく心構えが大切なことは言うまでもない。人生の勝者の道は,ナースとしての勝者の道でもあるからである。

# 第V章 看護面接の技術を高める

# 1 ナース―患者関係における介入の3つのモデル

　看護場面でのナースと患者の関係は，状況に応じて様々な形が求められる。その関係をサズ，ホレンダーの基本モデルを基に整理してみると，表8のような3つのモデルに分けられる。

### A　親と乳幼児の関係のモデル

　乳幼児や意識レベルの低い患者に対してナースは，「患者のために何かをする」存在であり，その場合，患者の側は受け身である。このような形の介入は，親と乳幼児の関係に似ている。ここで最も重要なのは，乳幼児に対して愛情が不可欠であるのと同様に，患者に対する愛情，すなわち慈しみの心が不可欠であり，それがナース―患者関係の基盤になるという点である。

表8　ナース―患者関係の基本モデル

| モデル | ナースの役割 | 患者の役割 | 介入の方法 | モデルの原形 |
|---|---|---|---|---|
| 1. 積極性―受動性モデル | 患者のために何かする | 受動者（一方的） | 乳児，意識レベルの低下，麻酔下のケア，外科的処置 | 親―乳幼児 |
| 2. 指導―協力モデル | 患者に何をすべきか告げる | 協力者（従う） | 専門知識を患者自らが活用できるまでになっていない人へのケア。ストーマケア，知識の提供 | 親―子（思春期） |
| 3. 相互参加モデル | 患者が自身を助けるのを援助する | パートナーとして専門家の知識技術を活用する | カウンセリング臨床心理的接近 | 成人―成人 |

出典　中川米造：患者と医師の関係，メディカル・ヒューマニティ，6(2)：28，1992より改変．

### B　親と思春期の子どもの関係のモデル

　健康を維持増進していくために必要な専門的知識を，患者自らが活用できるまでになっていないケースを考えてみよう。たとえば，ストーマケアの必要な患者や，ストーマケアに関する専門的知識を求めてくる患者を前にした時の，ナースの場合である。この時のナースは，知識の伝達者としての役割を果たす。この介入の形態は，親と思春期の子どもの関係と同じであり，ナースには，完全には自立できていない患者の立場を十分に尊重したかかわりが求められる。これは，患者自身のなかにある力を大切にしたかかわりといえる。その際，患者にはナースの指示に従う役割が求められる。

### C　大人と大人の関係のモデル

　さらに上の2つのモデルとは異なり，完全に大人と大人の関係がモデルである臨床心理的接近が必要な時がある。この関係においてナースは，患者が自身を助けるのを援助する役割を果たし，一方，患者はナースの専門家としての知識・技術を活用するのである。この関係は，完全に対等な援助関係であり，患者に対する絶対的信頼のうえに成り立つカウンセリング的なかかわりといえる。

　このようにナースは，患者の病状やその時の心理状態によって，介入のモデルを変えていかなければならない。これは，かなり高度で専門的な判断に基づくコミュニケーション技術である。

## 2　看護とタッチング

　ケアをする時，ナースの手は必ずといってよいほど患者の体にタッチしている。血圧を測る時，脈をとる時，体位を変える

時,注射をする時,清拭する時,足浴する時などの場面を想定してみればわかるように,あらゆるケアはタッチなしには行うことができないと言っても過言ではない。しかし,多くのナースはこれらの活動の場で患者の体に触れるということを意識したり,ましてやその「手」によって患者に何かを伝えたり,癒しを与えているなどとは考えてもいない。では患者のほうはどうであろうか。温かい手,冷たい手,思いやりのある手,乱暴な手など,ナースの差し出す手から患者は様々なメッセージを受け取っているのである。つまり,タッチは非言語的なコミュニケーションの様式の一つなのである。そして,いうまでもなく看護活動におけるコミュニケーションは,タッチによる非言語的なコミュニケーションと,言葉による言語的なコミュニケーションの組合わせによって成り立つところに,その特徴がある。

　S・ワイスは,意図的タッチの構成要素として,次の6つを確認している。持続時間,部位,動作,強度,頻度,ならびに感覚である(表9)。言い換えると,患者の状況によってどの程度の時間がよいのか,どの部位に触れるのが有効か,タッチする時に用いる特定の動作や動き(たとえば,なでる,さする,軽くたたく,こするなど)や,強弱,タッチする量,頻

▶S・ワイス
　(S. Weiss)
　アメリカの看護学者で,タッチについて研究を続け,タッチの意味,構成要素を明確化している。

表9　Weissの意図的タッチの要素

| 1)持続時間 | 接触開始から停止までの時間 |
| 2)部位 | 刺激を受ける身体の領域 |
| 3)動作 | 刺激の速度 |
| 4)強度 | 圧迫の程度 |
| 5)頻度 | 日常生活の中で体験するタッチの全体量 |
| 6)感覚 | 刺激を快適に感じるか,不快に感じるかという感じ方 |

出典　スナイダー,M.,早川和生,尾崎フサ子監訳:看護独自の介入;広がるサイエンスと技術,メディカ出版,1996,p.351-364より作成.

# 第Ⅴ章　看護面接の技術を高める

度，感覚としての快・不快といったことなどである。

　ナースの用いるタッチは，ナースの感情と過去の経験，および患者の感情と過去の経験によって形成されてきた知覚の相互作用として，患者に不快と思わせたり，快と思わせたりする。

　コミュニケーションとしてのタッチには，意図的タッチ（愛情的タッチ）とセラピューティック・タッチ（治療的タッチ）の２つがあると，スナイダーは述べている。ここでは，看護場面で比較的よく使われているタッチの方法について紹介する（図32）。

**図32　タッチングの種類**

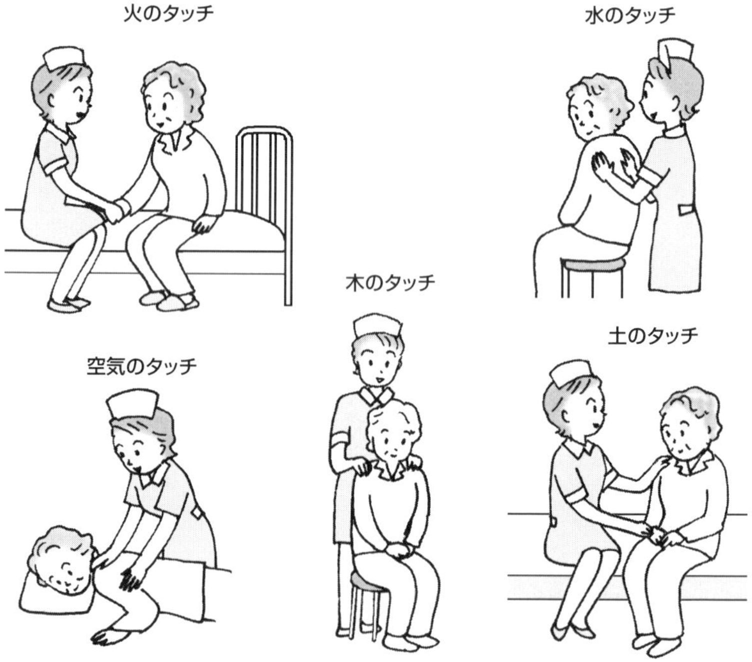

火のタッチ　　　　　　　　　水のタッチ

空気のタッチ　　　木のタッチ　　　土のタッチ

出典　白井幸子：看護にいかすカウンセリング；臨床に役だつさまざまなアプローチ，医学書院，1987，p.136より改変．

## 2 看護とタッチング

### A 身体に触れる──火のタッチ

　手が体に触れると，触れられた側の体に温もりが伝わる。また，ナースの行う清拭や足浴は，お湯を用いることにより温もりを伝えやすい。このように，手に触れる，身体を清拭する，足を洗う（足浴）といったことなどは，相手の身体に触れることで，温かさが伝わる。気持ちのよいケアは，心を解放し，悩みなどを話しやすい気持ちにさせる。身体を拭く時，温かい蒸しタオルを背部に当てながら語りかけることも，温かさを伝える方法としては効果的である。また，「もう一度元気になりたい」と訴える患者の手を黙って握り，うなずくというのもこれと同じ方法であり，このタッチによってナースは，「私は今あなたと一緒にいます」「今，あなたに私のエネルギーを注いでいます」という2つのメッセージを伝えたことになる。ナースとして大切なことは，自分自身のなかにあるこの思いを，しっかりと患者に伝えたいと思いながらタッチをすることである。

### B 身体をさする──水のタッチ

　このタッチは，体液の流れを促進する方法である。水が高きより低きに流れるように，生体のエネルギーも自然界の流体の法則に従い，高きより低きに流れる。その法則を生かして，足がだるい時に血流に沿って足をマッサージしたり，泣きじゃくる子どもの背中を上から下に気持ちを込めてさすったり，腹痛を訴える患者の腹部をさすったりする行為がそれである。このタッチは，体内のエネルギーの流れを活発にし，循環をよくすることに役立つ。

### C 深呼吸に合わせたタッチ──空気のタッチ

　呼吸に合わせて身体の各部分を両手で押したり離したりするというのがこのタッチであり，指圧などがこれにあたる。呼吸のリズムは，その人の生体リズムに近いことから，呼吸に合わせたタッチは，相手のテンポに合わせやすい。腹式深呼吸だけ

でも精神の安定に効果があるが，相手との一体感を生み出すためには，このタッチはさらに効果的である。

### D こりをとる──木のタッチ

相手のこっている部分，硬くなった筋肉をときほぐし，身体のエネルギーを活発にすることである。清拭の時に合わせて肩のこっている人の肩をもんだり，肩をたたいたりするタッチがこれにあたる。このタッチは，筋肉の鎧をゆるめる役割があり，これによって身体のエネルギーの発生が活発になる。

### E 身体を抑える──土のタッチ

これは，相手がエネルギーを出しすぎている時に用いる方法である。嬉しくてはしゃぎすぎている子どもを抱きとめたり，躁状態の患者の身体を意識的に強く抑えるようなタッチである。これは，身体のエネルギーの出しすぎを抑えようとする方法で，大地にエネルギーを吸収してもらうようなタッチである。

タッチは，言葉によるコミュニケーションが難しい患者に対して有効なことが多い。この方法は言葉を用いるのに比べれば，知的レベルへの働きかけというより，感情レベルへの働きかけである。相手の発言にどれだけ添えているかという言葉によるリードの量からみれば，その量は少ない。しかし，温かさの交換としては，有効な方法である。筆者は，今後意図的にコミュニケーションの一つの手段として，タッチを組み入れていく方法を検討していきたいと考えている。

## 3 ロールプレイング

役割演技法ともいわれ，相手の立場に立ってみる体験学習である。2人以上いれば行えるため，手軽な方法である。できれ

ばテープレコーダーを用意して発言の内容を録音し，逐語記録にしそれを繰り返し聞きながら話し合うとよい。

　ロールプレイングの目的は，患者の役割を体験することで，自分が気づかずにとっている態度や日頃の傾向を知り，患者に対する自分の気持ちを客観的に考えることにある。また，言葉，態度，表情，しぐさなどから，ナースとして自分がつくり出している面接環境を知り，患者の潜在的な感情，隠されたメッセージに気づくこともできる。最終的には，ナースの人間的な成長と面接技術の向上を目指している。

---

■ロールプレイングの特性
①行動性：アクションを中心とした体験学習である。
②現実性：動きがリアルである。
③妥当性：事実から組み立てるという点から必要性に合っている。
④試行性：様々な角度から試すことが可能という点で，対人関係の練習の場になる。
⑤創造性：プレイの中で新しい役割を見い出し，試みることができる。
⑥自発性：脚本がないので，その場での自分の表現が尊重される。

■ロールプレイングのポイント
①状況をはっきりさせる．演者と他の参加者に周知させる（現実にある問題を出す）。
②演者はできるだけその役（患者とナース役）になりきる努力をする。ストップの声がかかるまで勝手に止めないこと。
③その場で起こっている体験を尊重し，評価的な意見でなく建設的な意見を出し合う（演者の意見，感想は必ず聞く）。
④ここで演じられたことはすべて学習素材になる。
⑤演者，特にナース役の人の防衛意識に配慮してサポートする。
⑥問題意識をもつことが学びを大きくする。

---

▶防衛意識
　ナースとしての自分の未熟さが露呈してしまうのではないかという思いから，他者の意見や助言を素直に受け止められなくなり，自分の全人格が否定されたように思ってしまうこと。

## 第Ⅴ章　看護面接の技術を高める

　　　　　以下に，実際にロールプレイングを体験した学生の意見を紹介する。

　私は患者役になったのですが，相手の対応によって，患者は思ったことも言えず，考えることもできなくなるんだな，ということがわかった。調査的態度をされると機械的に答えるだけになり，解釈的態度をされると「どうしてあなたにわかるのよ」という気持ちになった。評価的態度で向き合われると「うるさい」と思うし，支持的態度をされるとそれで終わってしまって，自分で考えることを忘れてしまった。また，相手のしぐさや顔，身だしなみなどでも，患者の心は変わってしまうと思う。だからナースは，身だしなみに気をつけるのはもちろんのこと，患者と向き合い，誠実な関心を寄せ，心を込めて接することが大切だと思った。―中略―最終的には，患者が自らその問題を解決していけるように援助することが，私たちが面接者となる時に課せられることではないかと思う。

　実習のなかで学生が患者とのコミュニケーションでつまずいた時，カンファレンスのなかでその悩みをロールプレイングとして取り上げることにより，学生は実感を伴って自分自身を見つめ，気づき，患者理解を深めることができる。ロールプレイングでの気づきは，頭だけの理解にとどまらないため，腹の底から「そうだ」と納得できるようである。
　私の尊敬する大段智亮は，看護人間学教室を主催し，亡くなる直前まで，患者の本当の声を「聴く能力」を育てるための学習会を実践し続けた。大段は「人間相手の仕事をする看護者で，自分の声を聞いたことのない者は失格だ」と語っていた。それは，自分の声，話し方，その時の態度などをしっかりと自分自身が知るということが，患者の本当の声を「聴く能力」を身につける第一歩になるからである。
　私も初めて自分の声を聞いた時は，その場を逃げ出したいよ

うな心境になった。その後もいくどとなく自分の声を聞く体験をもったが、聞くたびに恥ずかしさで赤面してしまう。面接場面をテープに録音するということは、そこに厳然たる事実が残るということである。しかし、このような厳しい事実をとおしての学習でなければ、身についていかないのがコミュニケーション能力であることもまた事実である。

初めて大段の前でロールプレイングをした時、「君の面接には慈がない」と言われたことがあった。もう30年近く前のことであるが、この言葉は今も筆者の戒めになっている。

「慈なるが故に能く勇なり」（老子67章）——慈しみの心をもって初めて、真の勇者になることができる。やさしい慈愛の心から生まれた勇気こそが本当の勇気であると大段は伝えてくれたのである。ナースの仕事は「助言」であり「助力」である。「助言」とは助けることばと書く。また「助力」とは力になる助けと書く。真に助けとなる「ことば」や「力」が発揮できるようにロールプレイングを活用したいものである。

## 4 フィードバックゲーム

面接技法の演習の一つとして、私は好んでフィードバックゲームを用いている。というのは、日常生活のなかでは、相手の言ったことや感情をフィードバックする機会がないために、学習の手段として使うことができるからである。また、自分の言葉や感情をフィードバックされた体験が、傾聴の態度の重要性に気づく機会になるとの確信があるからである。その実際を紹介する。

## 第Ⅴ章　看護面接の技術を高める

### A　ヘレンケラーとサリバン先生

　2人1組とし，1人は三角巾で目隠しをし，耳栓をして口は使ってはいけないと指示をする。ヘレンケラーの不自由さの体験である。サリバン先生役は口を使わないで，ヘレンケラー役が多くのことを体験できるように工夫する。けがや命の危機につながるものを除いて，どんな体験でもよい。片方の体験を20〜30分とし，終わったら役割を交代する。

　この体験をとおして，目が見えないことの不自由さと，見えないことからの発見，言葉を使えないことの不自由さと，相手をいたわることの大切さ，人に合わせることの大変さと大切さなど，多くの発見と気づきができる。

### B　フィードバックゲーム

　上の体験を基に，フィードバックゲームをする。方法は簡単である。全員が円になって座り，自分が体験して感じたことを友人に語り，聞いた友人がフィードバックするのである。

　ルールは，「一人の人が発言した後，次の人が発言するためには，前の人が語った内容を，その人が満足するように伝え返してからでなくてはならない」という点だけである。すなわち，話し役の話した内容を聞き役がフィールドバックしたことに対して，話し役が「そのとおり」「そうだ，そうだ」と承認することで初めて，聞き役が話し役となることができるのである。一見簡単な方法と思われるかもしれないが，意外に難しいものである。

　ある学生は，フィードバックゲームの感想として次のように述べている。

　ふだん，こんなことはやっていないので，友人の言ったことをそのまま繰り返すだけなのになかなか難しい。頭で考えているほど簡単にはいかなかった。でも，自分の言ったことを相手の人がわかっ

てくれると嬉しい。言ったことをきちんとフィードバックしてもらうことが，こんなに嬉しいことだとは思わなかった。聞くためにはきちんと姿勢を正して，聞く態度をつくることも大切だと思った。

　実際に友人から悩みを打ち明けられた時，半信半疑でフィードバックの体験を生かして，友人の言ったことをフィードバックすることを実行してみた。すると，友人から「私の話を聞いてくれてありがとう」と感謝され，相手の話を聴くことの大切さを改めて実感した。

「言ったこと，言わんとすることをこのように聴かせていただきました。これで間違いはないでしょうか」と伝え返すことが，フィードバックの基本である。フィードバックゲームは簡単にできるものなので，日常の学習会などで試みるとよい。
　演習で取り上げられるのは言語的なフィードバックが中心ではあるが，非言語的な部分のフィードバックもまたコミュニケーションのなかで重要であることは言うまでもない。

# 5　プロセスレコード

## A　プロセスレコードの目的

　H・E・ペプローは，看護するなかで患者とナースの関係を学ぶ方法として，プロセスレコードを提唱した。これは，患者とナースの相互作用の過程（プロセス）に注目し，そのプロセスを記録することによって，対人関係の技術の向上に役立てようとするものである。
　ナースと患者のコミュニケーションが効果的に行われるか否かは，ナースが①患者に伝えようとしていることは何か，②その目的は何か，③実際に伝えたことは何か，をナース自身がよくわかっているかどうかに左右される。プロセスレコードをと

▶H・E・ペプロー（H. E. Peplau）
アメリカの看護学者。看護をいわゆる精神力動学をもとに人間関係の側面からとらえ，ナースと患者の関係を治療的な対人プロセスであると明確に打ち出した最初の人である。

る目的の1つは,この3つを吟味することである。

しかし,自己の行動は自分の都合のいいように解釈されやすく,歪曲されやすいものである。プロセスレコードでは,このような人間の特性を踏まえてコミュニケーションのプロセスを記録し,それを読み返すことによって自分の態度を冷静に振り返り,分析することを大切にしている。

### B　プロセスレコードの書き方

まず患者を簡単に紹介し,場面と状況を明確に記す。看護場面での患者やナースの言動は,できるだけ事実を思い起こしながらその過程を記録する。H・E・ペプローの示した方法は,**表10**のとおりである。それに対して,**表11**は実際の看護場面におけるプロセスレコードの例である。

分析にあたっては,①この看護場面での看護の目標は達成できたか,②目標を達成するプロセスに問題はなかったか,③ナースの態度はどうであったか,④この場面で患者がナースに伝えたかったことは何か,⑤患者はナースに伝えたいことを表現できているか,⑥プロセスを振り返って新たに気づいたこと,などについて患者とナースの相互作用を分析する。

ロールプレイングを基にした逐語記録と違って,プロセスを記録する過程でナースの無意識の修正が加えられてはいるが,看護場面を振り返るための簡便な方法として有効な手段といえる。また,プロセスレコードを基に,必要に応じてロールプレイングを用いて,看護場面を再構成するとさらに学習は深められる。

# 6　カンファレンス

臨地実習中の学生に,カンファレンスをしようと提案する

表10 プロセスレコード（H. E. Peplau）

| 患者の言動 | ナースの言動 | ナースの考察 | 指導者による助言 |
|---|---|---|---|
| a．ナースが患者に出会った時，場所および患者について観察したことを記録する。 | b．ナースが最初にかけた言葉，その時感じたこと，行ったことを記録する。 | | |
| c．ナースの言葉や態度に対する患者の反応を記録する。 | d．それに対するナースの反応について記録する。 | | |
| e．このような方法で，患者とナースの相互作用の過程をナースが必要と認めるまで続ける。　この間に生じたナース自身の考えや感情の動きをはじめ，看護した内容や行為，その時の雰囲気をできるだけ正確に記す。 | | | |

出典　外間邦江，外口玉子：精神科看護の展開；患者との接点をさぐる，医学書院，1967，p. 126-127．

と，皆一様に嫌な顔をする。また，ナースにこの事例をカンファレンスで取り上げようと提案しても，同様の反応が返ってくる。どうやらこれまでに経験したカンファレンスの印象が，あまりよくないのがその原因のようだ。カンファレンスというのはもともと相談をすることであるから，レポーターの側に嫌な体験のみが残るのであれば，そのカンファレンスは失敗である。相談したのに得るものがなく，嫌な体験のみが残る相談なら誰でもしないほうがよいと思うのが当然である。レポーターが，「出してよかった」「話し合ってよかった」と思うようなカンファレンスにしなければならない。その際は，以下の点に注意して実施することが必要である。

第Ⅴ章　看護面接の技術を高める

**表11　プロセスレコードの例**

〈事例〉
　56歳の既婚の女性。診断名，左変形性股関節症。16歳の頃に咳をした時，左股関節のはずれる感じがあり，23歳で第2子出産後，左股関節がコクンといい，以来痛みが持続するが放置し，52歳の頃より痛みは和らぐが左下肢の筋萎縮と歩行障害が出現した。56歳になり，家族のすすめもあり，手術の目的で入院。人工股関節全置換術と骨移植術を受ける。手術後の経過は順調である。

〈看護場面〉
　術後7日目で，患者が病気についての不安を訴える場面。

| 患者の言動 | ナースの言動 |
|---|---|
|  | ①どうしたんですか。元気ないですね。 |
| ①ええ，私はまだまだ理学療法室へ行くことも，立つこともできない。悪くなっているのでしょうか。 |  |
|  | ②え？　悪くなんかなっていませんよ。 |
| ②だって，○号室のMのおばあちゃんは私と手術の日が2日しか違わないのに，もう理学療法室で訓練している。 |  |
|  | ③ええ，でもNさんは手術の方法が違うのだから。先生に聞いているでしょう。 |
| ③はい。骨を切って骨を移植したと言われました。でも，私は，Mのおばあちゃんより若いのに回復が遅いのは……。 |  |
|  | ④でも1人ひとり経過は違います。焦らずゆっくりやりましょう。来週くらいからは理学療法室へ行けますよ。 |
| ④ええ。 |  |

**A　カンファレンスの計画**

①カンファレンスで何について話し合いたいかを明確にし，何に困っているのか，どうしたいのかについて十分に話し合う。
②カンファレンスのテーマを明確にしておく。
③上記に合わせて資料などを準備する。

**B　カンファレンスの開催**

①発言する時は単なる批判にならないようにする。良い点からも悪い点からも学びあう。
②提示された材料から学びあう。
③意見を言う時は根拠を明らかにしながら提案という形で発言する。
④事実を大切にし，レポーターの体験から学びあうように心がける。
⑤すぐに一般化しないで，その場での事実から考える。
⑥その場での体験を大切にする。
⑦レポーターの防衛意識をサポートする。否定的な発言に対しては，看護のプロセスについての意見であることを確認しあう。
⑧ロールプレイングなどの体験学習も適宜組み込む。

# 7　リラクセーション

　ゆったりとした気持ちで全身の筋肉の力を抜くことを，リラクセーションという。このように不必要な体の力を抜くことで，全身の血行が良くなる。リラクセーションの方法としては，まず精一杯全身に力を入れ，次に力を抜く方法がある。この方法は日常のちょっとした時間でも実施でき，リラクセーシ

ョンの準備体操としても有効である（図33）。

　ここでは代表的な方法としての腹式呼吸と自律訓練法を紹介する。この2つの方法はナースが自分をリラックスさせるためにも，患者の筋緊張を解くためにも簡単で用いやすい。

### A　腹式呼吸（図34）

　この呼吸法は，横隔膜を用いての呼吸法と口呼吸を組み合わせたものである。仰向けに寝て膝を軽く曲げるか，体の力を抜いて腹部に両手をおいて椅子に座って行う。

### B　自律訓練法（図35）

　この方法は全身をゆったりさせ，心や体の状態を自分でうまく調整することにより，不快感や苦痛を取り除いてリラックスを図るものである。ここでは，ドイツの医師シュルツによって始められた方法を簡単に紹介する。

　まずは準備として，静かな落ち着いた部屋でベルトや時計などの体を締めつけるものを外し，仰向けになったり，椅子に腰かけたり，ソファーにもたれたりして，くつろぎやすく安定した姿勢をとる。次に訓練の姿勢をとり，全身の筋肉をゆるめ，口を軽く開けて，両眼を閉じる。呼吸は楽で自然な呼吸をする。このように心身をリラックスさせやすい状態が整えば，**図35の自律訓練法の標準公式に従って，「気持ちが落ち着いている。両手両足が重い。両手両足が温かい…」と順に頭の中で繰り返しながら暗示をかけていく**。最初は，言葉に注意が向いてしまい，かえって力が抜けないことがあるが，テープを聞きながら行うと緊張せずにすみやりやすい。

## 7 リラクセーション

### 図33 リラクセーションの準備体操

①両足を離し，腕の力を抜いて立位または座位をとる。
②肩を引き上げ，筋肉をできるだけ強く緊張させる(A)。
③力を抜き，リラックスして休む(B)。
④繰り返す。

リラクセーションのための姿勢
(腰を軽く曲げる)

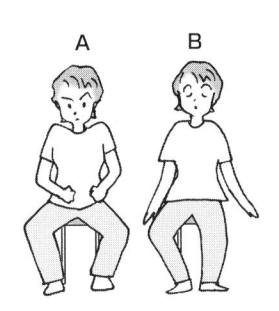

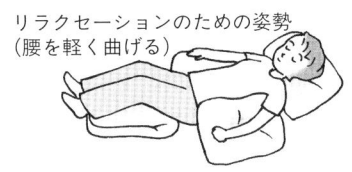

### 図34 腹式呼吸

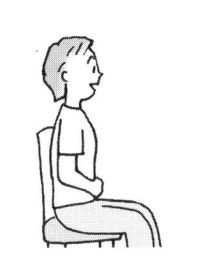

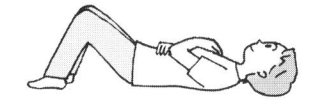

①一方の手をおへそのやや上に置く。他方の手は胸の上に置いて，胸の動きを感じるようにする。
②鼻から空気を吸い込む。この時，おなかの上に置いた手がもち上がるよう，おなかをふくらませる。胸はなるべく動かないように注意する。
③次に，ゆっくりと口をすぼめて息を吐き出す。口笛を吹くように少し唇を前に出して，抵抗を加える。
④吸い込む時間の倍以上かけて，息を吐く。たとえば，1・2で吸って，1・2・3・4で吐くようにする。ただし，苦しくなるまで無理やり長く息を吐き続けるのは好ましくない。
⑤長時間練習するより，短い時間で何度も練習するほうが効果的なので，1回に5〜10分間，1日3〜4回，毎日練習する。
⑥食事の直後や空腹時の練習は避け，食後1時間ぐらいたってから練習するようにする。また，鼻をかんで鼻呼吸ができるようにしておく。

出典　吉備高原医療リハビリテーションセンター編：花粉症，ぜんそくに打ち勝つために〈山陽健康ブックス〉，山陽新聞社，1990，p.143-145．

### 図35　自律訓練法の練習姿勢

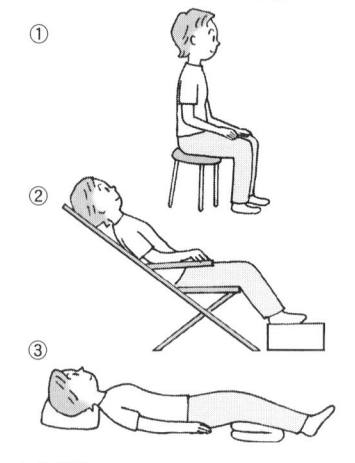

① 単純椅子姿勢
　両膝を少し開き，両手が触れあわないように大腿の上に手をのせる。
　つま先，かかとは床につける。
② 安楽椅子姿勢
　両腕は肘かけにおく。太腿の上においてもよい。
　つま先，かかとは床につける。
③ 仰臥姿勢
　やわらかい枕に頭をのせる。
　両足は少し開き，つま先は扇形に開く。
　指，手首，肘の関節は少し曲げる。

〈自律訓練法の標準公式〉
背景公式：「気持ちが落ち着いている」
第１公式（四肢重感練習）：「両手両足が重い」
第２公式（四肢温感練習）：「両手両足が温かい」
第３公式（心臓調整練習）：「心臓が静かに規則正しく打っている」
第４公式（呼吸調整練習）：「とても楽に呼吸（いき）をしている」
第５公式（腹部温感練習）：「おなか（胃のあたり）が温かい」
第６公式（額部涼感練習）：「額が快く（心地よく）涼しい」

出典　吉備高原医療リハビリテーションセンター編：花粉症，ぜんそくに打ち勝つために〈山陽健康ブックス〉，山陽新聞社，1990，p.174．

## 8　その他の方法

　その他，コミュニケーションの技術を高める方法としては次のようなものがある。
　①心理劇：日常的な状況や葛藤状況を即興的に演じることによって，内的葛藤や体験を表現するものである。演じることが

できた行為を重視し，自発的・創造的にふるまうことのできる人格形成を目指している。

②エンカウターグループ：本音と本音の交流をもつために契約して，ある一定期間維持されるグループのことを指す。各個人の人間的成長の促進を狙いとし，互いにオープンになり，非言語的表現を共有することをモットーとする。出会いのグループともいわれる。

③ゲシュタルト療法：その人らしさを身につけた全人的存在になることを志向するカウンセリング。自分のなかにある葛藤を本人自身が受け入れられるように導く療法である。

④感受性トレーニング：個人の成長に関心をおく訓練で，問題の解決よりもむしろやりとりそのもの（プロセス）に意味があるとされている。

⑤フォーカシング：焦点づけと訳される。私たちの心にある感情の流れのなかには，様々な暗黙の意味が含まれている。それを一つひとつ明確にしていくたびにまた別の局面や意味がみえてくる，という一連のプロセスを称してフォーカシングという。

⑥アサーショントレーニング：自己表現トレーニングといわれ，必要な時や場所で自分の気持ちをはっきりと把握し，それを直接，正直にしかも適切に伝える技術を身につけようとするものである。相手の権利を尊重しながら自分の権利を主張することがポイントになる。アサーションの目的は，正しい自己表現をすることによって自己のイメージを高め，気持ちのよい人間関係を築くことにあり，自分を押し殺して人に譲る受身的態度でもなく，また，人を押さえて自分をとおそうとする攻撃的態度でもない言動を，身につけることを目指している。

⑦瞑想法：アルファ（$\alpha$）波は休息効果によって脳を活性化するといわれるが，脳波をアルファ波の状態にする方法が瞑想

法である。鎮静効果，休息効果があり，自律神経の安定や心のシェイプアップに効果のあることが，実証されている。

以上にあげた方法論にはそれぞれ違いはあるものの，どの方法も自己についての気づきを増し，自分の良いところも悪いところも認め，「I am OK, You are OK」の自己概念（自他肯定）を身につけることを目指している。また，聞き手として望ましい傾聴の態度を身につけ，明確な表現ができることも課題としている。そして，自己防衛から自己開示へと，健康的な人格になることや，感情処理が破壊的でなく人間的なコミュニケーション行動がとれ，自分らしく生き生きと生きることができ，親密な交流のなかで自己実現していくことを目指している。

▶自己開示
　自分の考えや気持ちを十分に表すこと。自己開示を妨げる要因は，他人に対する恐怖心や不信であり，人間は自由で善意のある雰囲気のなかで初めて自己開示できる。

## 9 コミュニケーションの学習段階

　コミュニケーションを上達させるための近道はない。日常生活や臨床の場面で，意図的に学習を深めていく以外にはない。すなわち，意図的な努力なしにカウンセリング・マインドで患者と接したり，「I am OK, You are OK」の基本的構えを，自己概念として身につけることはできないのである。

　コミュニケーション上達のステップについて，石川中らは自動車の運転技術が身についていくプロセスをもとに説明している（図36）。

①ステップ1（準備学習段階）：日頃行っている評価的・解釈的な態度以外でコミュニケーションをとることの大切さを知り，意識的に理解的態度でコミュニケーションをしようとしている段階。何とか覚えようと必死ではあるが，しばしば混乱を起こす。

②ステップ2（ぎこちない使用段階）：自分のしていることが

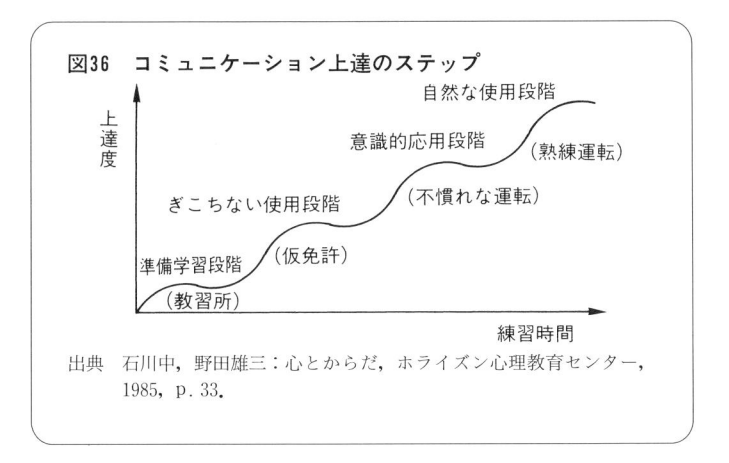

## 9 コミュニケーションの学習段階

**図36　コミュニケーション上達のステップ**

（縦軸：上達度／横軸：練習時間）

- 準備学習段階（教習所）
- ぎこちない使用段階（仮免許）
- 意識的応用段階（不慣れな運転）
- 自然な使用段階（熟練運転）

出典　石川中，野田雄三：心とからだ，ホライズン心理教育センター，1985，p.33.

ぎこちなく感じられ，会話の中でテクニックを使っている時は自分が自分でないような感じがする。

③ステップ3（意識的応用段階）：少しずつうまくテクニックが使えるようになるが，まだ自意識過剰である。しかし，以前より気楽に使えるし，自分なりの言葉も増えてくる。

④ステップ4（自然な使用段階）：この段階に達すると，テクニックを自然に，楽に創造的に使えるようになり，相手と理解しあえるようになる。

　自動車の運転にたとえてみると，まずステップ1（準備学習段階）は教習所で基本を覚える段階，次にステップ2（ぎこちない使用段階）は仮免の路上練習に当たる。この段階では半信半疑で，自分のやっていることがしっくりとこない。失敗も後退もある。それから，初心者マークつきの運転であるステップ3（意識的応用段階）に入る。そして最後に，自然にスムーズに運転できるステップ4（自然な使用段階）に至るのである。

　上達にはある一定の時間が必要であり，ストレスや状況により逆戻りしたり，ジグザグに進みながら上達していくものである。

# 第VI章

## 看護する喜びと苦しみ

# 1 一人ひとりがナースの看板であることを忘れずに

　これまで，ナースに期待される人間像，このようであってほしいと思う努力目標，またナースとして身につけておいてほしい面接の技法などについて，コミュニケーションの視点から述べてきた。しかし，心あるナースたちは，私が述べてきたようなことは，言われるまでもなく日々努力し，また，実践をとおして自己研鑽をしていることと思う。

　しかし，この考え方がどのナースにも支持されるかといえば，必ずしもそうではない。残念ながら，日本の看護職は，ライセンスだけ見ても保健師，助産師，看護師，准看護師と様々であり，ナースといった場合にはそれらが十把一からげで論じられるという曖昧な現状がある。また，教育のレベルにおいても大学の博士課程を卒業した者から，中学卒業の者までと多様である。当然の結果ながら，能力，資質の面でも大きな格差が生じ，優れたナースもいればそうでないナースも内包しているのである。しかも他の職業に比べ，その差の大きさは比べものにならないほど大きい。

　しかし，患者の立場から見れば，個々のナースにどれだけの違いがあるかなどわかろうはずがない。白衣を着ていれば一様にナースとして受け止めるのが自然であり，看護職であれば期待されることも一様なのである。したがって，「あの人は良いナースだが，この人はひどいナースだ」ですまされることではない。とは言いながらナースの口調が乱暴になっても，「このナースの機嫌は明日には治るのだ」「今，勉強中なのだから仕方がない」「ナースだって人間だから」「性格は一人ひとり違うのだから」と，ナースを責めることなく自らを納得させ，泣き

第Ⅵ章　看護する喜びと苦しみ

たいくらいの気持ちのなかで我慢を強いられている患者もいるのが現状である。病気になり，身体も弱り，精神的にも弱気になりがちの患者に，遠慮を強い，我慢を強いているのである。このような患者の思いを知ってか知らずか，無愛想なナースに病院の中で出会うことがある。こんな時にはナースとしての未熟な自分が映し出されているようで，いたたまれない気持ちになってしまうと同時に，ナースの養成にかかわる者の一人として，自分の力不足を恥じる思いにとらわれる。

　一人ひとりのナースが「自分がナースの看板である」といった自負をもち，一人ひとりの患者に接してほしいものである。

　もちろん，制度としての矛盾から生じるライセンスの統合問題や，忙しすぎる職場環境の改善など，ナースのコミュニケーションを側面から支える基盤の整備が急務であることは言うまでもない。しかし，ナースの置かれている環境がどれほど厳しいものであっても，それをかくれみのにして，自分の努力を怠り，不十分なケアに心を痛めることもなく過ぎるようなことがあってはならない。前にも述べたが，"でけへん"理由を他に求めるのではなく，専門職としてのアイデンティティの確立を目指して，ナースとしての専門職にふさわしいコミュニケーション能力を身につける努力を続けるようでありたい。自らを律することをとおして，社会にナースのすばらしさを知らしめたいのである。

## 2　患者の苦しみを自分の苦しみに，患者の喜びを自分の喜びに

　ナースのコミュニケーションが難しいといわれるのは，その多くが日常的な看護援助をとおして日常的に行われるという点に起因している。

## 2 患者の苦しみを自分の苦しみに，患者の喜びを自分の喜びに

　また，ナースのコミュニケーションは，意識して時間で区切らなければ，始まりと終わりがはっきりしないという特徴がある。このことは，ナースが患者と対峙する時の心構えに影響し，意味のあるコミュニケーションが成り立ちにくい原因となっている。

　さらに，ナースの働く環境は，患者の生命と隣り合わせであるため，ナースは絶えず緊張を強いられる。このように，ナースとしてのコミュニケーションには多くの障害がある。だから，ナースにこそコミュニケーションの方法についてしっかり学習してほしいのである。

　しかし，その一方でこのような生命と隣り合わせの厳しい環境であるがゆえに，逆に患者との深い出会いをつくり出すこともできる。ナースなら誰でも，身体が病に侵されていようとも懸命に生きる患者の姿に生命の輝きを教えられ，やりきれなさに呻吟する姿や苦しさのなかにもかかわらず示すやさしさに勇気づけられた経験があるのではないだろうか。このような出会いがあるからこそ，もっといろいろな人と出会い，本当の自分とも出会いたくて，ナースはがんばっているのかもしれない。苦しいなかにも限りない喜びがある人と人との出会いは，今までもこれからも，限りなく繰り返されていくことであろう。

　M・メイヤロフはケアの本質のなかで，「一人の人格をケアするとは最も深い意味で，その人が成長すること，自己実現することを助けることである」と述べている。看護の仕事は健康問題をもつ一人のかけがえのない人にケアすることである。まさにそのまま看護の仕事は「その人が成長すること，自己実現することを助けること」である。このことをしっかりと自覚し，ナースとしての自分を高めていきたいものである。そして，ケアをとおしてナースもまた人間として成長し自己実現していきたいものである。

# 引用・参考文献

序　章
1) 夏目漱石：草枕＜岩波文庫＞，岩波書店，1990．
2) 沖守弘：マザー・テレサ　あふれる愛，講談社，1990．
3) ゴーブル，F.，小口忠彦監訳：マズローの心理学；第三勢力の心理学，産能大学出版部，1972．
4) マズロー，A.H.，上田吉一訳：人間性の最高価値，誠信書房，1973．
5) 津田司：どうしたらコミュニケーション上手になれるか，看護学雑誌，57(1)：64-67，1993．
6) 斉藤美津子：看護とコミュニケーション，看護，35(2)：39-56，1983．

第Ⅰ章
1) 大段智亮：面接の技法，メヂカルフレンド社，1978．
2) 和田迪子：ストローク（ふれあい），心身医療，2(5)：88-90，1990．
3) 木戸幸聖：臨床におけるコミュニケーション；よりよき治療関係のために，創元社，1983．
4) 朝山新一：さようなら　ありがとう　みんな，中公新書，1977．
5) 杉田峰康：交流分析と心身症，医歯薬出版，1982．
6) 大畑哲俊：日々のしおり，山陽新聞，1993．
7) 岩下榮次：いのちの呼応，カウンセリング・グループtobeからの風，1994．
8) 真壁伍郎：看護しつつ生きるとは，なに＜「看護の行為と看護の原理」を問いなおす＞，日本看護協会出版会，1986．
9) 岩下榮次：人間論・人間関係論，全日本カウンセリング協議会，1987．
10) 大段智亮：面接の技法，メヂカルフレンド社，1978．
11) 村上陽一郎：新しい科学論＜ブルーバックスB373＞，講談社，1979．
12) 斉藤美津子：話しことばの科学；コミュニケーションの理論，サイマル出版会，1972．
13) 池見酉次郎，杉田峰康，新里里春：続セルフ・コントロール，創元社，1979．
14) 杉田峰康：こじれる人間関係；ドラマ的交流の分析，創元社，1983．
15) 谷口隆之助：人間学入門，桜山参究会，1988．
16) 谷口隆之助：欲求の人間学，桜山参究会，1986．
17) 松本文男：指導と治療の基本的な考え方とあり方；青少年指導事例集，東京法令出版，1976．
18) 小六英介：患者にとどく話しことば，日本看護協会出版会，1991．
19) 都留春夫：病者の心の動き，医学書院，1975．
20) トラベルビー，J.，長谷川浩，藤枝知子訳：人間対人間の看護，医学書院，1974．
21) 太湯好子：孤立を支える高齢者へのアプローチ，老人看護ぷらす介護，4(1)：20，1996．
22) 斉藤美津子：話しことばの科学；コミュニケーションの理論，サイマル出版会，1972．

第Ⅱ章
1) パット・ムーア，木村治美訳：変装，朝日出版社，1988．
2) カーネギー，D.，山口博訳：人を動かす，創元社，1958．
3) 大段智亮：看護のためのカウンセリング，こころの看護，夏1号：56-67，1991．
4) 石原文里：人間；この不思議な存在，全日本カウンセリング協議会，1975．
5) 大段智亮：人間相手の難しさ，サンルート看護研修センター，1993．
6) 大段智亮：人間関係の条件，医学書院，1977．
7) 大段智亮：面接の技法，メヂカルフレンド社，1978．

8) 大段智亮：医療心理学，朝倉書店，1976．
9) 呉那加文："だから"では，こころの看護，冬14号，1995．
10) 扇谷正造：聞き上手・話し上手＜講談社現代新書535＞，講談社，1979．
11) ホール，E.T., 日高敏隆，佐藤信行訳：かくれた次元，みすず書房，1970．
12) 大段智亮：人間理解，看護人間学研究会，1996．
13) 菊井和子，渡邊ふみ子編：基礎看護学，西日本法規出版，1994．
14) 松原泰道：一期一会，総合労働研究所，1986．
15) ぶっきょうスクール，22号，金陵山西大寺．
16) ロージァズ，C.R., 村山正治編訳：人間論＜ロージァズ全集12＞，岩崎学術出版社，1967．
17) ロージァズ，C.R., 伊藤博編訳：パースナリティ理論＜ロージァズ全集 8 ＞，岩崎学術出版社，1967．
18) 長濱晴子：看護の心が看えるナースに，看護教育，36(11)：942-948，1995．
19) 斉藤美津子：話しことばの科学；コミュニケーションの理論，サイマル出版会，1972．

**第Ⅲ章**

1) Joseph Luft : Group processes, Mayfield Publishing Company, 1984.
2) 太湯好子：病院実習でのナースとのコミュニケーションをスムーズに，EXPERT NURSE, 3 (1)：68-75，1994．
3) サリバン，A.M., 槇恭子訳：ヘレン・ケラーはどう教育されたか，明治図書出版，1973．
4) 國分康孝：「自己発見」の心理学＜講談社現代新書1044＞，講談社，1991．
5) 池見酉次郎，杉田峰康：セルフ・コントロール，創元社，1974．
6) 片山交右編：じぶん開発全メディア＜マインドエージ別冊＞，アニマ2001，1982．
7) 片山交右編：マインドエージプレ考刊，アニマ2001，1983．
8) 片山交右編：じぶん開発全メディア＜マインドエージ別冊＞，アニマ2001，1982．
9) 杉田峰康：交流分析＜講座・サイコセラピー 8 ＞，日本文化科学社，1985．
10) 杉田峰康：医師・ナースのための臨床交流分析入門，第 2 版，医歯薬出版，1996．
11) 六浦基：カウンセリング詩；自分とひとが大好きになる，アニマ2001，1993．
12) 津田司：なぜコミュニケーションがうまくいかないか，EXPERT NURSE, 3(1)：36-41，1994．
13) 津田司：望ましい態度，望ましくない態度，看護学雑誌，57(2)：160-163，1993．
14) ロビンスン，F.P., 伊東博訳：カウンセリングの原理と方法，誠信書房，1970．
15) 大段智亮：人間理解，看護人間学研究会，1996．
16) 沢田慶輔編：相談心理学，朝倉書店，1960．
17) Porter, E. H., Jr, An Introduction to Therapeutic Counseling, Houghton Mifflin Co., 1950.
18) 菊井和子，渡邊ふみ子編：基礎看護学，西日本法規出版，1994．
19) 大段智亮：面接の技法，メヂカルフレンド社，1978．
20) 國分康孝：カウンセリングの理論，誠信書房，1980．
21) 大段智亮：積極的傾聴 1 ，サンルート看護研修センター，1990．
22) 白井幸子：看護にいかすカウンセリング；臨床に役だつさまざまなアプローチ，医学書院，1987．
23) 六浦基：カウンセラーいいたい放題，アニマ2001，1995．
24) 沢田慶輔編：相談心理学，朝倉書店，1960．
25) 楡木満生：ヘルス・カウンセリングへの招待④，生活教育，38(9)：48-51，1994．
26) ロージァズ，C.R., 伊東博編訳：サイコセラピィの過程＜ロージァズ全集 4 ＞，岩崎学術出版社，1966．
27) 石川中，野田雄三：心とからだ，ホライゾン心理教育センター，1985．

引用・参考文献

28) 池見酉次郎, 杉田峰康, 新里里春：続セルフ・コントロール, 創元社, 1979.
29) 野田雄三：じぶん開発全メディア＜マインドエージ別冊＞, アニマ2001, 1982.
30) 鷲田清一：「聴く」ことの力；臨床哲学論, TBSブリタニカ, 1999.

## 第Ⅳ章

1) 池見酉次郎, 杉田峰康, 新里里春：続セルフ・コントロール, 創元社, 1979.
2) 杉田峰康：人生ドラマの自己分析；交流分析の実際, 創元社, 1976.
3) 杉田峰康：交流分析＜講座・サイコセラピー8＞, 日本文化科学社, 1985.
4) 杉田峰康：医師・ナースのための臨床交流分析入門, 第2版, 医歯薬出版, 1996.
5) デュセイ, J., 池見酉次郎監, 新里里春訳：エゴグラム；誰でもできる性格の自己診断, 創元社, 1980.
6) 末松弘行, 和田迪子, 野村忍：エゴグラム・パターン；TEG東大エゴグラムによる性格の診断, 金子書房, 1989.
7) 池見酉次郎, 杉田峰康：セルフ・コントロール；交流分析の実際, 創元社, 1974.
8) トーマス, A. ハリス, 春木豊, 久宗苑訳：I'M OK YOU'RE OK, ダイヤモンド社, 1979.
9) ジェイムス, M., ジョングウォード, D., 本明寛他訳：自己実現への道, 社会思想社, 1976.
10) スチュアート, I., ジョインズ, V., 深澤道子監訳：TA TODAY（テーエー・トゥディ）；最新・交流分析入門, 実務教育出版, 1991.
11) 湯越（太湯）好子, 杉田峰康：看護婦と患者の有効な接近におけるTAの活用, 交流分析研究, 6(1,2)：38-50, 1981.
12) 太湯好子：患者とナースの諸相より学ぶ, 川崎医療短期大学紀要, 第6号：37-45, 1986.
13) 白井幸子：看護にいかす交流分析；自分を知り, 自分を変えるために, 医学書院, 1983.
14) ジェイムス, M., 深沢道子訳：突破への道；新しい人生のためのセルフ・リペアレンティング, 社会思想社, 1984.
15) グールディング, M.M., グールディング, R.L., 深沢道子訳：自己実現への再決断；TA, ゲシュタルト療法入門, 星和書店, 1980.
16) 六浦基：カウンセリング詩；自分とひとが大好きになる, アニマ2001, 1993.

## 第Ⅴ章

1) スナイダー, M., 早川和生, 尾崎フサ子監訳：看護独自の介入；広がるサイエンスと技術, メディカ出版, 1994.
2) 白井幸子：看護にいかすカウンセリング；臨床に役だつさまざまなアプローチ, 医学書院, 1987.
3) メヂカルフレンド社編集部：看護学生のための臨床実習ハンドブック, メヂカルフレンド社, 1993.
4) 太湯好子, 谷原政江, 杉田明子：実施結果記述のポイント, クリニカルスタデイ, 11(6)：97-108, 1990.
5) 台利夫：ロールプレイング＜講座・サイコセラピー9＞, 日本文化科学社, 1986.
6) 天野牧夫：心理学概説, ナカニシヤ出版, 1981.
7) 片山交右編：じぶん開発全メディア＜マインドエージ別冊＞, アニマ2001, 1982.
8) ジェンドリン, E.T., 村山正治, 都留春夫他訳：フォーカシング, 福村出版, 1982.
9) 増野肇：サイコドラマのすすめ方, 金剛出版, 1990.
10) 外間邦江, 外口玉子：精神科看護の展開；患者との接点をさぐる, 医学書院, 1967.
11) 岡堂哲雄：コミュニケーション, クリニカルスタデイ, 1(4)：52-57, 1980.
12) 吉備高原医療リハビリテーションセンター編：花粉症, ぜんそくに打ち勝つために

＜山陽健康ブックス＞，山陽新聞社，1990．
13) 石川中，野田雄三：心とからだ，ホライズン心理教育センター，1985．
14) 神谷美恵子：新版　人間をみつめて＜朝日選書17＞，朝日新聞社，1974．
15) 神谷美恵子：極限の人；病める人とともに，ルガール社，1973．
16) 松村康平編：看護相談要論，現代社，1971．
17) 國分康孝：カウンセリングの理論，誠信書房，1980．
18) 中川米造：患者と医師の関係，メディカル・ヒューマニティ，6(2)：28，1992．
19) スナイダー，M.，早川和生，尾崎フサ子監訳：看護独自の介入；広がるサイエンスと技術，メディカ出版，1994．
20) 外間邦江，外口玉子：精神科看護の展開；患者との接点をさぐる，医学書院，1967．

### 第Ⅵ章
1) メイヤロフ，M.，田村眞，向野宣之訳：ケアの本質；生きることの意味，ゆみる出版，1987．
2) 南裕子編：看護とコミュニケーション，金原出版，1986．
3) 川本利恵子：看護実践コミュニケーション，考川書店，1993．
4) 國分康孝：カウンセリング・マインド，誠信書房，1981．

著者　　　　　　　　　　　　太湯好子　ふとゆよしこ

　1946年生まれ。国立岡山病院附属看護学校，岡山県公衆衛生看護学校，日本女子大学家政学部卒業，博士（医学）。20代でカウンセリングに出会い，看護における臨床心理的接近の大切さを実感する。その後看護教育，教育研究所での教育相談に携わるなかで交流分析に出会う。
　川崎医療福祉大学，岡山県立大学を経て，現在，吉備国際大学保健医療福祉学部特任教授。保健師，交流分析士，研修スーパーバイザー（いずれも日本交流分析学会認定）。カウンセラー2級（全日本カウンセリング協議会認定）。


患者の心に寄り添う聞き方・話し方
──ケアに生かすコミュニケーション──

2002年2月27日　第1版第1刷発行
2022年3月10日　第1版第21刷発行


定　　価●（本体1900円＋税）
著　　者●太湯好子
発行者●小倉啓史
発行所●株式会社　メヂカルフレンド社
http://www.medical-friend.co.jp
〒102-0073　東京都千代田区九段北3丁目2番6号
麹町郵便局私書箱第48号
電話(03)3264-6611　振替00100-0-114708
＜検印省略＞
ⓒYoshiko Futoyu　2002 Printed in Japan
ISBN 978-4-8392-0920-9　C3047　103016-098
印刷／大盛印刷㈱　製本／㈲井上製本所
落丁・乱丁本はお取り替えいたします

　　　本書の無断複写は，著作権法上での例外を除き，禁じられています．
　　　本書の複写に関する許諾権は，㈱メヂカルフレンド社が保有していますので，複写される場合はそのつど
　　　事前に小社（編集部直通 TEL 03-3264-6615）の許諾を得てください．